Gestão da atenção
em gerontologia

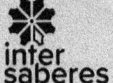

Gestão da atenção em gerontologia

Cristiano Caveião
Ivana de França Garcia
Ivana Maria Saes Busato
Izabelle Cristina Garcia Rodrigues

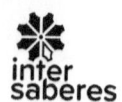

Rua Clara Vendramin, 58 . Mossunguê . CEP 81200-170
Curitiba . PR . Brasil . Fone: (41) 2106-4170
www.intersaberes.com . editora@intersaberes.com

Conselho editorial
Dr. Ivo José Both (presidente)
Drª Elena Godoy
Dr. Neri dos Santos
Dr. Ulf Gregor Baranow

Editora-chefe
Lindsay Azambuja

Gerente editorial
Ariadne Nunes Wenger

Assistente editorial
Daniela Viroli Pereira Pinto

Preparação de originais
Ana Maria Ziccardi

Edição de texto
Mille Foglie Soluções Editoriais
Mycaelle Albuquerque Sales
Natasha Suelen Ramos de Saboredo

Capa
Sílvio Gabriel Spannenberg (*design*)
Diego Cervo/Shutterstock (imagem)

Projeto gráfico
Charles L. da Silva (*design*)
Smileus e dibrova/Shutterstock (imagens)

Diagramação
Mango Design

Designer responsável
Sílvio Gabriel Spannenberg

Iconografia
Regina Claudia Cruz Prestes

Dados Internacionais de Catalogação na Publicação (CIP)

(Câmara Brasileira do Livro, SP, Brasil)

Gestão da atenção em gerontologia / Cristiano Caveião...[et al.]. Curitiba: InterSaberes, 2021.

Outros autores: Ivana de França Garcia, Ivana Maria Saes Busato, Izabelle Cristina Garcia Rodrigues

Bibliografia.

ISBN 978-65-89818-15-1

1. Assistência a idosos 2. Envelhecimento 3. Envelhecimento – Aspectos psicológicos 4. Envelhecimento – Aspectos sociais 5. Gerontologia 6. Idosos – Qualidade de vida 7. Idosos – Saúde e higiene 8. Inovações tecnológicas I. Caveião, Cristiano. II. Garcia, Ivana de França. III. Busato, Ivana Maria Saes. IV. Rodrigues, Izabelle Cristina Garcia.

21-61391   CDD-305.26

Índices para catálogo sistemático:

1. Gerontologia: Aspectos sociais: Sociologia 305.26

Cibele Maria Dias – Bibliotecária – CRB-8/9427

1ª edição, 2021.
Foi feito o depósito legal.

Informamos que é de inteira responsabilidade dos autores a emissão de conceitos.

Nenhuma parte desta publicação poderá ser reproduzida por qualquer meio ou forma sem a prévia autorização da Editora InterSaberes.

A violação dos direitos autorais é crime estabelecido na Lei n. 9.610/1998 e punido pelo art. 184 do Código Penal.

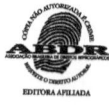

Sumário

9 *Prefácio*
11 *Apresentação*
17 *Como aproveitar ao máximo este livro*

Capítulo 1
23 **Mudanças nos perfis demográfico e epidemiológico dos serviços de saúde**
25 1.1 Envelhecimento ativo
28 1.2 Indicadores demográficos do envelhecimento
34 1.3 Características das populações octogenária e centenária
38 1.4 Reflexos do envelhecimento na sociedade e nos serviços gerontológicos
41 1.5 Mobilidade e espaço urbano

Capítulo 2
51 **Gestão nas diversas configurações organizacionais em gerontologia**
53 2.1 Fundamentos da atenção em gerontologia
57 2.2 Gerenciamento de condições crônicas em idosos
60 2.3 Gestão de casos em gerontologia
64 2.4 Gestão do cuidado em gerontologia
68 2.5 Linhas de cuidados para o idoso

Capítulo 3
77 **Modalidades domiciliar e comunitária de assistência ao idoso**
79 3.1 Modalidade de assistência: conceito e tipos
80 3.2 Família natural
82 3.3 Família acolhedora

| 86 | 3.4 Assistência/atenção domiciliar e república |
| 90 | 3.5 Centro de conivência ou grupos comunitários |

Capítulo 4

99 Modalidades institucionais de assistência ao idoso

101	4.1 Residência temporária
103	4.2 Instituições de longa permanência
108	4.3 Hospital geral/especializado e serviço pré-hospitalar
113	4.4 Hospital-dia

Capítulo 5

121 Tecnologia e inovação em gerontologia

123	5.1 Transformação social, prolongamento da vida e o antienvelhecimento
126	5.2 Biotecnologia e suas intervenções
131	5.3 Gerontotecnologia
134	5.4 Tecnologia assistiva
137	5.5 O idoso e as novas tecnologias de informação e comunicação

Capítulo 6

145 Redes de apoio aos idosos

147	6.1 Redes sociais
150	6.2 Redes de suporte social
153	6.3 Redes informais de suporte social
154	6.4 Redes formais de suporte social
155	6.5 Cidades com suporte para idosos

163	*Considerações finais*
166	*Lista de siglas*
168	*Referências*
181	*Respostas*
185	*Sobre os autores*

Cristiano Caveião
Dedico esta importante obra a todos os idosos que tive o prazer de atender durante minha carreira profissional, aos futuros profissionais e aos profissionais que são os consumidores do conhecimento e necessitam de informações atualizadas para embasar sua prática diária no que se refere à gestão na área da gerontologia.

Ivana de França Garcia
A todos os profissionais que buscam conhecimento na área de gerontologia, com o intuito de proporcionar um atendimento integral e respeitoso que garanta dignidade e qualidade de vida aos idosos.

Ivana Maria Saes Busato
Dedico este trabalho aos meus avós paternos (Miguel e Maria) e maternos (Lourival e Isbela), que tiveram uma vida dura, com muitos filhos, sem direito à saúde e não puderam aproveitar o avanço da ciência em gerontologia, o qual desejo às futuras gerações.

Izabelle Cristina Garcia Rodrigues
A meus pais, a meus sogros e a minha avó, que são os idosos mais presentes na minha vida! São pessoas que me inspiram a ver a terceira idade de forma positiva. Buscam um envelhecimento ativo e produtivo, mostrando que a idade traz mais sabedoria, paciência e outras qualidades, as quais percebo tão presentes neles!

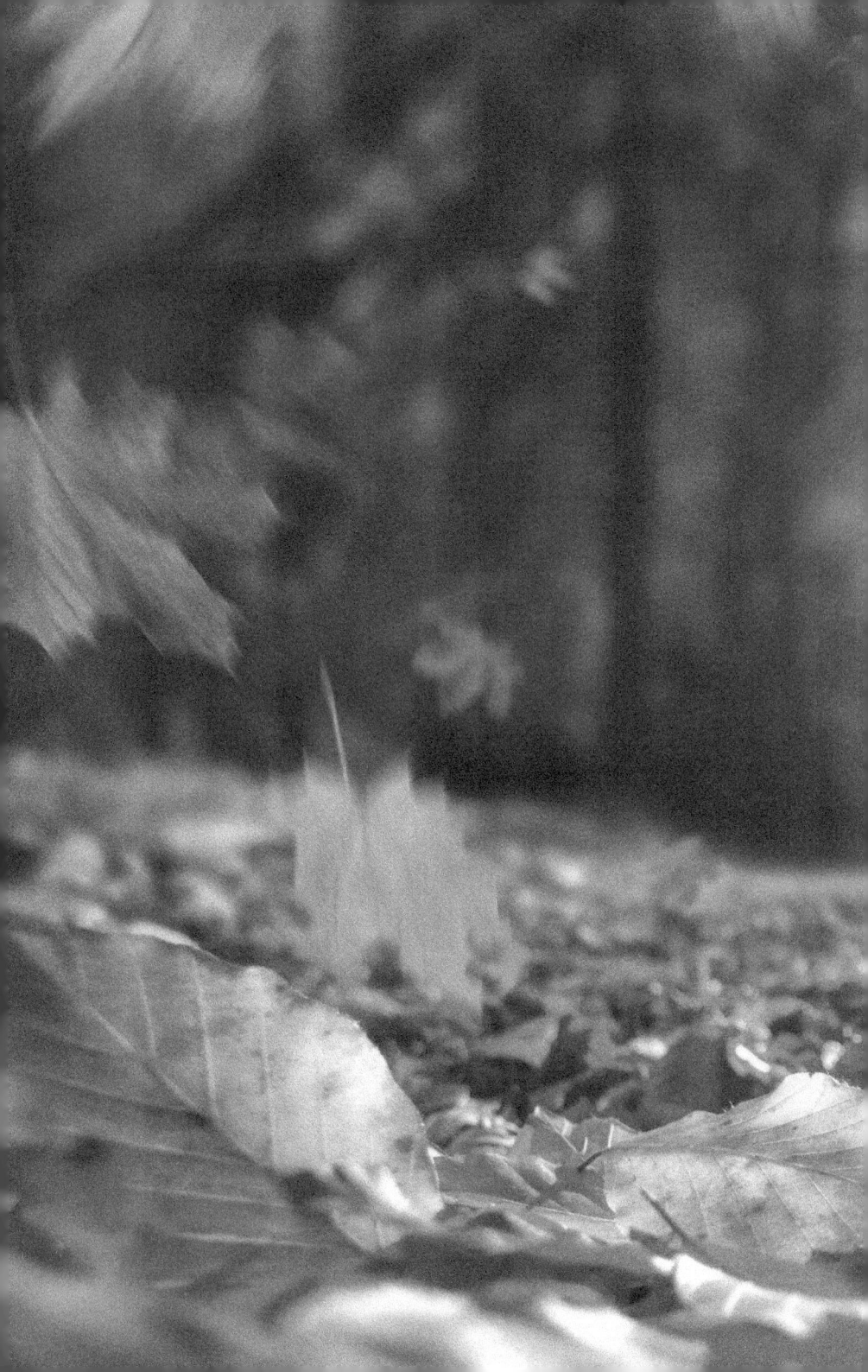

Prefácio

O envelhecimento populacional brasileiro é considerado uma conquista, mas também representa um grande desafio de gestão. Segundo dados de 2013 divulgados pelo Instituto Brasileiro de Geografia e Estatística (IBGE), a expectativa atual de vida é de 75 anos e, em 2060, acredita-se que essa projeção chegue a 81 anos, atingindo a marca de 60 milhões de idosos.

Diante desse aumento, surge a necessidade de propor estratégias para planejar o envelhecimento da população, apesar de o crescente número de idosos ser motivo a se comemorar. O envelhecer senescente ainda representa um desafio que merece especial atenção, tanto na elaboração e na execução de políticas públicas quanto no estímulo à participação popular pela defesa de seus direitos e pela busca pelo envelhecimento ativo.

Incentivar a participação social, propor programas de prevenção e promoção à saúde e suprimir as barreiras físicas, estruturais e sociais são passos fundamentais na busca de um envelhecimento com mais qualidade e menos desigualdade. Para isso, a rede de assistência ao idoso deve ser robusta e preparada para atender e entender suas singularidades, considerando o indivíduo em todas as suas dimensões.

O livro *Gestão da atenção em gerontologia* permite ao leitor conhecer os aspectos multidimensionais do idoso em seus diferentes níveis de assistência, além de proporcionar maior compreensão sobre as diferentes faces do envelhecer.

Cabe à sociedade fomentar e afirmar o idoso como protagonista de sua história.

Paulo Henrique Coltro
Mestre em Distúrbios da Comunicação. Coordenador da Equipe Multiprofissional do Hospital Municipal do Idoso Zilda Arns

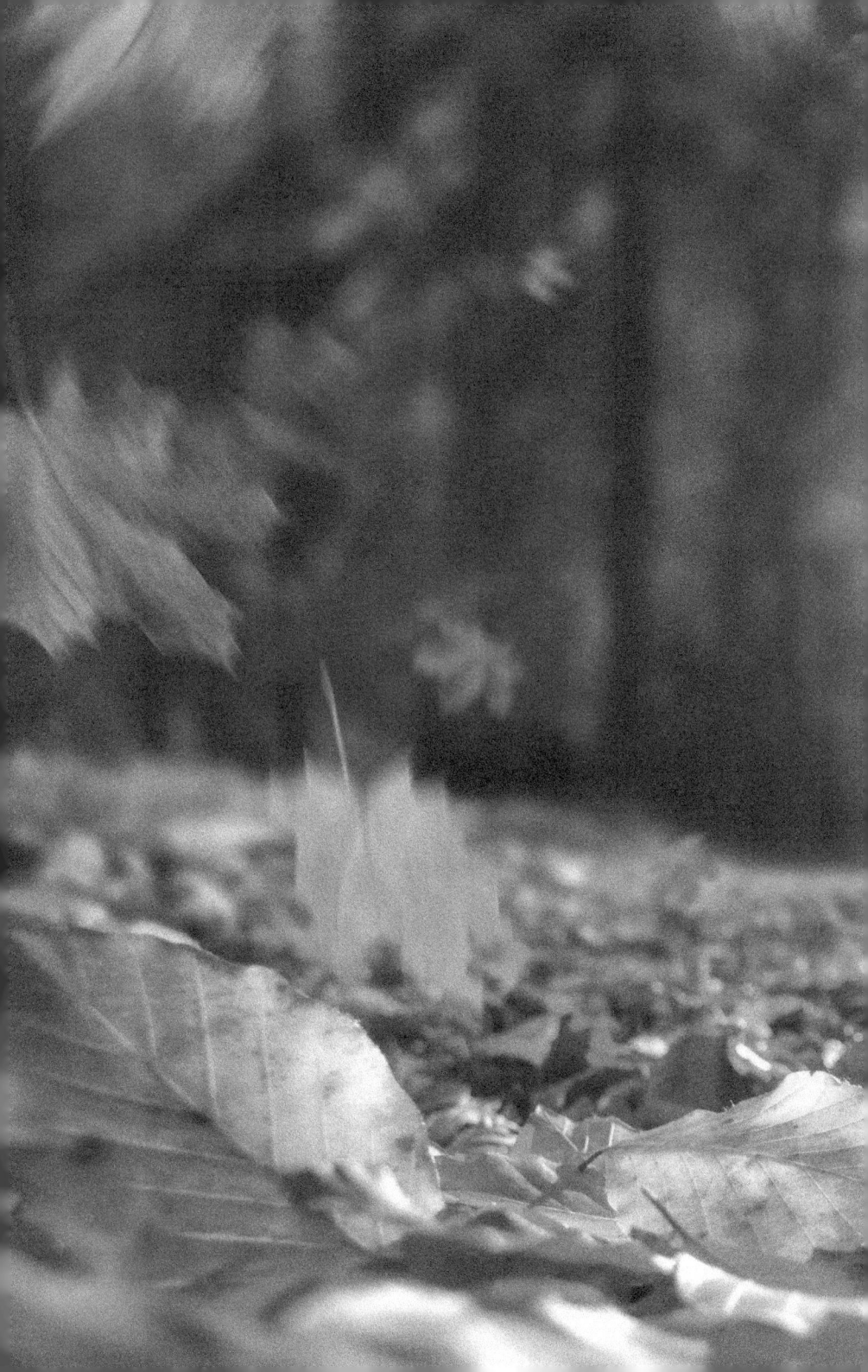

Apresentação

A expectativa de vida global ao nascer vem aumentando nos últimos anos em todos os países do mundo. Entre 2000 e 2016, esse aumento foi de cinco anos e meio, passando de 66,5 para 72 anos de vida (Opas Brasil, 2019). Por consequência, cresce não somente a população idosa, mas também a necessidade de assistência altamente especializada para essa população.

As estimativas do Instituto Brasileiro de Geografia e Estatística (IBGE) a respeito do envelhecimento da população brasileira apontam que, no ano de 2060, a pirâmide etária do país terá uma base larga, sendo a faixa etária dos 55 aos 75 anos a mais expressiva; logo, o número de idosos será superior ao número de crianças e jovens (IBGE, 2019). Essa realidade afeta os serviços de atenção ao idoso em diversas linhas de atuação da saúde, como prevenção de agravamento de condições crônicas. Ademais, tal conjuntura intensifica a busca por mais qualidade de vida na terceira idade, com serviços que envolvem questões psicossociais e biológicas.

Antes de darmos sequência à abertura desta obra, convém clarificarmos dois conceitos basilares para a abordagem que empreendemos neste livro, quais sejam o envelhecimento e a gerontologia. O envelhecimento abarca as alterações fisiológicas que ocorrem nos sistemas corporais com o passar dos anos. Essas alterações acontecem nas moléculas e nas células e podem afetar a funcionalidade de tais estruturas. Elas são influenciadas pela genética, pelos hábitos de vida e pelo ambiente em que o indivíduo está inserido. A gerontologia, por sua vez, é a ciência que estuda o processo de envelhecimento, abrangendo, além desses aspectos biológicos, os aspectos psicológicos e sociais, bem como a defesa e a garantia de direitos. Portanto, os profissionais dessa área devem adquirir conhecimentos e desenvolver habilidades multidimensionais do envelhecimento e da velhice para acompanhar a evolução desse campo científico.

Alinhados ao saber gerontológico, defendemos, em nossa prática e neste trabalho, o envelhecer saudável, que envolve o conceito de envelhecimento ativo: processo de fortalecimento de todas as oportunidades de saúde e de melhoria da qualidade de vida. Neste ponto cabe fazer um esclarecimento: o adjetivo *ativo* não somente se refere à capacidade física do indivíduo para fazer alguma atividade, mas também, e principalmente, à participação contínua nas práticas sociais, econômicas, culturais, espirituais e de outras naturezas. Portanto, o processo de envelhecimento não deve excluir a autonomia e a independência dos indivíduos idosos.

Nesse contexto, sociedade e profissionais de saúde devem se preparar para compreender melhor as necessidades de cuidado dos idosos e lhes garantir que tenham seus direitos assegurados, como previsto na Lei n. 10.741, de 1 de outubro de 2003 (Brasil, 2003), conhecida como *Estatuto do Idoso*. O estatuto estabelece os direitos fundamentais de proteção à vida e à saúde, mediante a efetivação de políticas públicas que permitam o envelhecimento saudável e em condições de dignidade (Brasil, 2003). O art. 2º do estatuto determina que "o idoso goza de todos os direitos fundamentais inerentes à pessoa humana", bem como assegura a "preservação de sua saúde física e mental e seu aperfeiçoamento moral, intelectual, espiritual e social, em condições de liberdade e dignidade" (Brasil, 2003).

A gestão da atenção em gerontologia tem como objetivo assegurar que as estruturas propiciem os serviços necessários para atender às particularidades do envelhecer e ofereçam aos idosos, cumprindo a legislação, o envelhecimento em locais adequados, com a manutenção de seus vínculos com a comunidade e com suas redes sociais. Dessa forma, é importante que haja uma força de trabalho em saúde voltada ao atendimento das necessidades desse sistema, as quais, estima-se, serão acentuadas nos próximos anos.

Por essa razão, na elaboração desta obra, organizada em seis capítulos, arrolamos conteúdos atinentes à atuação no estudo epidemiológico, na promoção da saúde, na prevenção de doenças, nos agravos e eventos de interesse à saúde do idoso, bem como na gestão dessa atenção integral, sempre com vistas a proporcionar mais qualidade de vida para os idosos.

No Capítulo 1, apresentamos as características demográficas concernentes ao envelhecimento da população brasileira, sua importância para traçar estratégias de atuação dos profissionais de saúde, serviços de saúde, políticas públicas, bem como a organização dos espaços urbanos para a promoção do envelhecimento ativo.

Em prosseguimento a esses temas, no Capítulo 2, abordamos os fundamentos, as características e a organização da atenção em gerontologia e a gestão nas diversas configurações organizacionais nessa área.

As características da população idosa variam muito: alguns são saudáveis e têm relativa autonomia, outros têm certo declínio funcional e muitos exigem mais atenção, devido a doenças crônicas não transmissíveis (DCNTs). Neste último grupo, surgem dificuldades para realizar as atividades cotidianas, havendo, portanto, a necessidade de cuidado por parte da família e de profissionais da saúde. Antigamente, esse cuidado era responsabilidade integral da família, que, comumente, designava um membro para se tornar seu cuidador; no entanto, como os idosos nem sempre recebiam os cuidados necessários, a assistência foi transferida para serviços de saúde especializados. Para esclarecer essa questão, nos Capítulos 3 e 4, versamos sobre as modalidades de assistência ao idoso, desde as formas domiciliares e comunitárias até as institucionais e hospitalares. Em acréscimo, tratamos das normas, das estratégias para promover um envelhecimento saudável, mesmo para os idosos com mais necessidades de cuidado.

A tecnologia para a terceira idade, outro assunto essencial na atualidade, é o tema do Capítulo 5, visto que seu uso pode propiciar mais qualidade de vida em razão das inovações em gerontologia, com destaque para a biotecnologia, a gerontotecnologia e a tecnologia assistiva. Nesse ponto da obra, explicamos como o uso dessas tecnologias proporciona mais segurança, agilidade, conforto, bem-estar e, por conseguinte, mais qualidade de vida aos idosos.

Apesar de todos esses avanços tecnológicos e de serem expressos na lei certos direitos, o envelhecimento pode envolver o isolamento social, seja decorrente de doenças que impeçam o deslocamento, seja pelo desinteresse de familiares, gerando graves consequências na saúde física, mental e emocional dos idosos. O Estatuto do Idoso deve ser observado também na configuração das diversas redes de suporte para esse público. É nesse contexto que a rede de apoio social deve se fazer presente na vida de um idoso, tendo em vista que são as relações construídas ao longo da vida, tanto as relações sociais quanto as institucionais, que darão suporte a ele nas diversas necessidades que surgirem. Para esclarecer esse tema, no Capítulo 6, apresentamos as redes de apoio social, que englobam todas as formas de relacionamento dos idosos: redes sociais, redes informais e formais de suporte social e as cidades com suporte a essa população.

Mesmo com a vigência do Estatuto do Idoso, criado para lhe dar garantias fundamentais, ainda são diversas as contradições e as desigualdades que identificamos no processo de envelhecimento da população brasileira. Enquanto se debate o acesso ao envelhecimento ativo, ainda é preciso lutar pelo direito à vida de parte dessa população, sempre em vulnerabilidade. Por essa razão, garantir os direitos e o envelhecimento digno e saudável para todos é um grande desafio para os profissionais de saúde, para os serviços de saúde e de assistência, para as políticas públicas e, principalmente, para a sociedade civil. Desejamos que esta obra possa auxiliar nesse caminho.

Bons estudos!

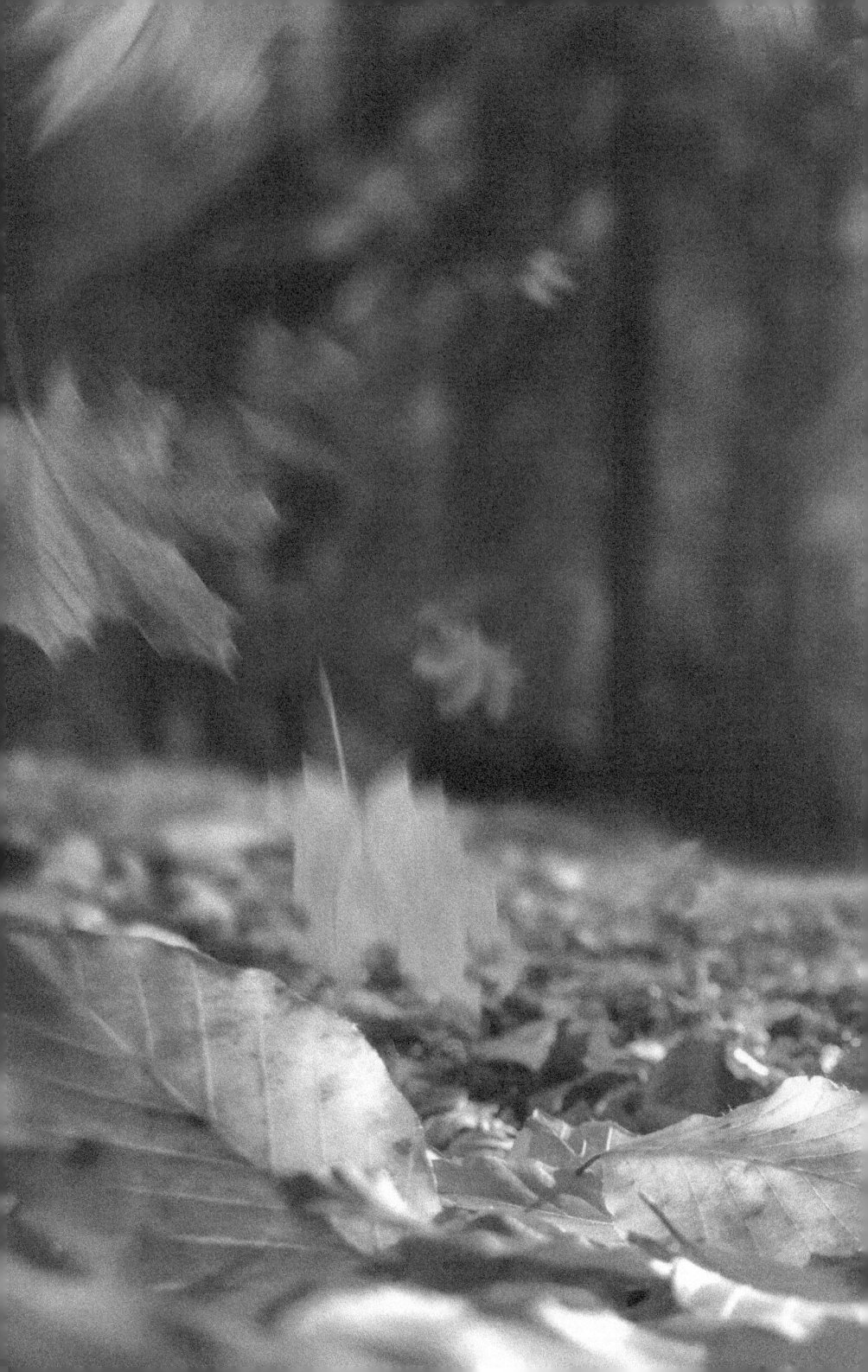

Como aproveitar ao máximo este livro

Empregamos nesta obra recursos que visam enriquecer seu aprendizado, facilitar a compreensão dos conteúdos e tornar a leitura mais dinâmica. Conheça a seguir cada uma dessas ferramentas e saiba como elas estão distribuídas no decorrer deste livro para bem aproveitá-las.

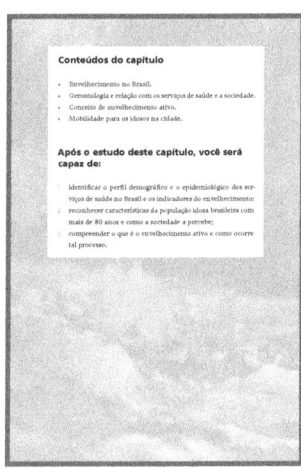

Conteúdos do capítulo

Logo na abertura do capítulo, relacionamos os conteúdos que nele serão abordados.

Após o estudo deste capítulo, você será capaz de:

Antes de iniciarmos nossa abordagem, listamos as habilidades trabalhadas no capítulo e os conhecimentos que você assimilará no decorrer do texto.

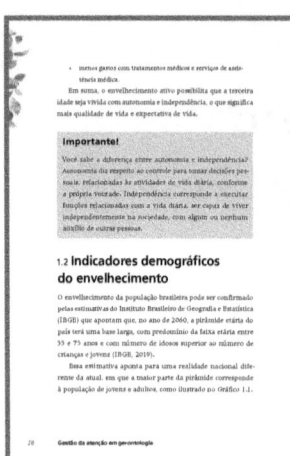

Importante!

Algumas das informações centrais para a compreensão da obra aparecem nesta seção. Aproveite para refletir sobre os conteúdos apresentados.

Para saber mais

Sugerimos a leitura de diferentes conteúdos digitais e impressos para que você aprofunde sua aprendizagem e siga buscando conhecimento.

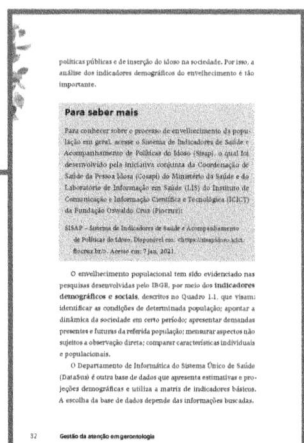

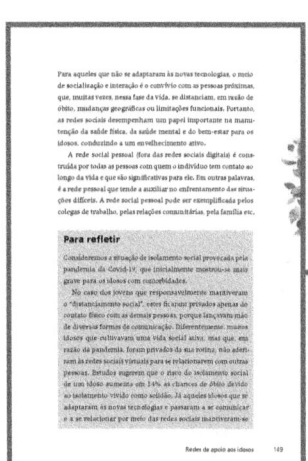

Para refletir

Aqui propomos reflexões dirigidas com base na leitura de excertos de obras dos principais autores comentados neste livro.

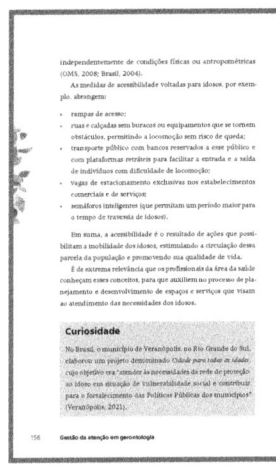

Curiosidade

Nestes boxes, apresentamos informações complementares e interessantes relacionadas aos assuntos expostos no capítulo.

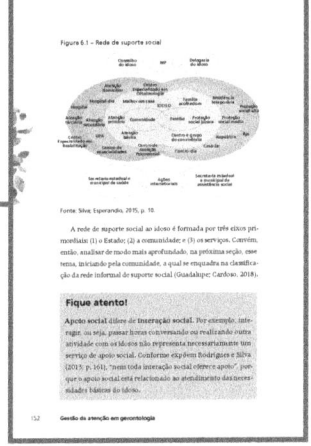

Fique atento!

Ao longo de nossa explanação, destacamos informações essenciais para a compreensão dos temas tratados nos capítulos.

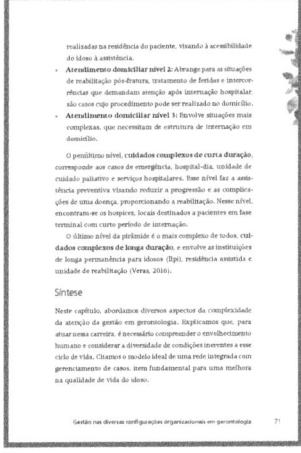

Síntese

Ao final de cada capítulo, relacionamos as principais informações nele abordadas a fim de que você avalie as conclusões a que chegou, confirmando-as ou redefinindo-as.

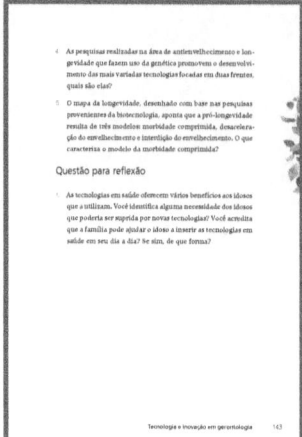

Questões para reflexão

Ao propor estas questões, pretendemos estimular sua reflexão crítica sobre temas que ampliam a discussão dos conteúdos tratados no capítulo, contemplando ideias e experiências que podem ser compartilhadas com seus pares.

Questões para revisão

Ao realizar estas atividades, você poderá rever os principais conceitos analisados. Ao final do livro, disponibilizamos as respostas às questões para a verificação de sua aprendizagem.

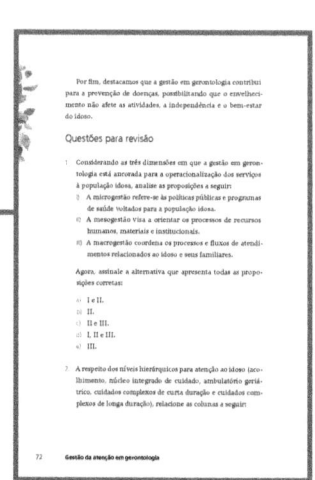

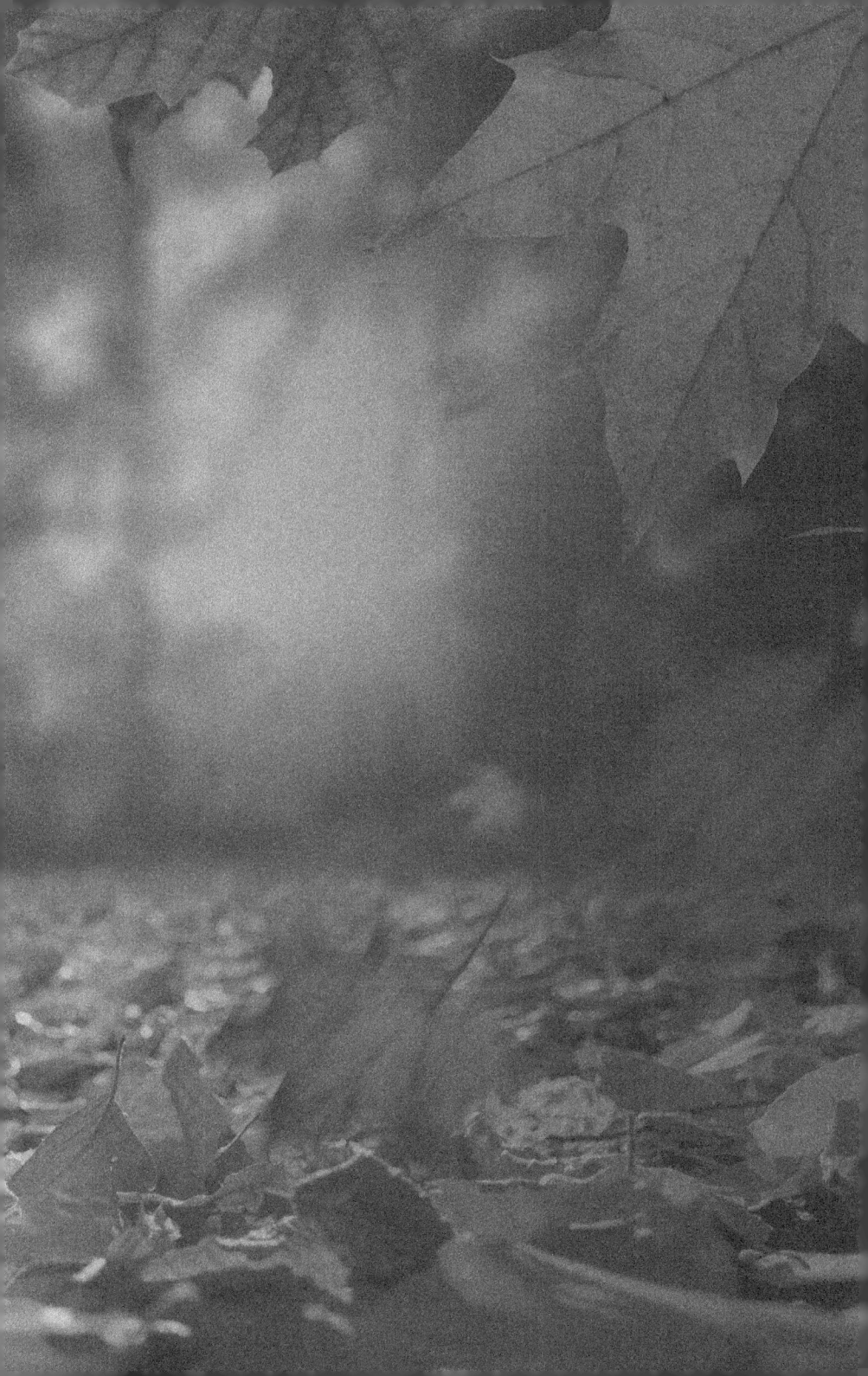

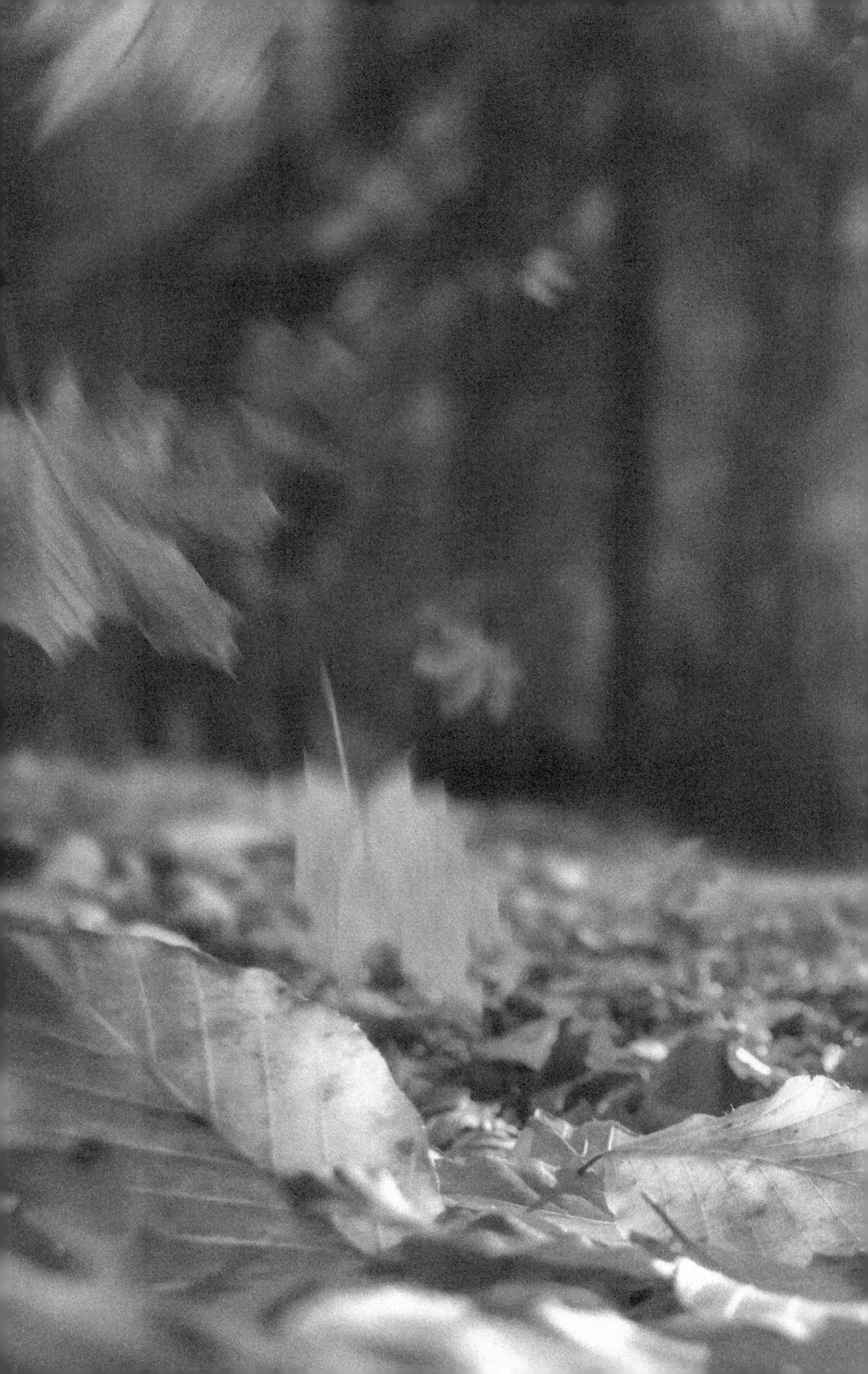

Capítulo 1
Mudanças nos perfis demográfico e epidemiológico dos serviços de saúde

Conteúdos do capítulo

- Envelhecimento no Brasil.
- Gerontologia e relação com os serviços de saúde e a sociedade.
- Conceito de envelhecimento ativo.
- Mobilidade para os idosos na cidade.

Após o estudo deste capítulo, você será capaz de:

1. identificar o perfil demográfico e o epidemiológico dos serviços de saúde no Brasil e os indicadores do envelhecimento;
2. reconhecer características da população idosa brasileira com mais de 80 anos e como a sociedade a percebe;
3. compreender o que é o envelhecimento ativo e como ocorre tal processo.

1.1 Envelhecimento ativo

A expectativa de vida da população mundial aumentou e o mesmo se verifica no Brasil. Para que seja uma vivência harmoniosa, envelhecimento deve ser permeado por condições de saúde, participação e segurança. Com a finalidade de expressar essa perspectiva, a Organização Mundial de Saúde (OMS) adotou o conceito de envelhecimento ativo, definido como "o processo de otimização das oportunidades de saúde, participação e segurança, com o objetivo de melhorar a qualidade de vida à medida que as pessoas ficam mais velhas" (WHO, 2005, p. 13).

Em outras palavras, a defesa pelo envelhecimento ativo envolve ajudar as pessoas a se conscientizarem de sua potencialidade para praticar atividades físicas e manter relações sociais ao longo da vida, participando da sociedade de acordo com suas necessidades, capacidades e vontades. Ademais, significa oferecer "proteção, segurança e cuidados adequados, quando necessários" (WHO, 2005, p. 13).

A OMS ressalta que o adjetivo *ativo* relaciona-se "à participação contínua nas questões sociais, econômicas, culturais, espirituais e civis, e não somente à capacidade de estar fisicamente ativo ou de fazer parte da força de trabalho". A instituição ainda destaca que "manter a autonomia e independência durante o processo de envelhecimento é uma meta fundamental para indivíduos e governantes" (WHO, 2005, p. 13).

É sabido que, com o avanço dos anos ao longo da vida do indivíduo, maiores são os danos causados pelas perdas ou reduções funcionais; por essa razão, é comum os idosos apresentarem limitações para a realização das atividades diárias. Além disso, essa população é, frequentemente, acometida por doenças crônicas não transmissíveis (DCNT), entre elas hipertensão, doenças cardiovasculares, diabetes *mellitus*, acidente vascular cerebral etc. Eis aí a relevância da sensibilização para um envelhecimento ativo, pois, por meio dos cuidados certos, essas doenças podem ser evitadas, adiadas ou atenuadas.

Ao abranger não apenas a saúde física dos idosos, mas também sua participação social, o envelhecimento ativo compreende três esferas: 1) menor probabilidade de doença; 2) alta capacidade funcional física e mental; e 3) engajamento social ativo com a vida.

Entretanto, a perspectiva de um envelhecimento ativo está condicionada a alguns determinantes, conforme mostra a Figura 1.1.

Figura 1.1 – Determinantes do envelhecimento ativo

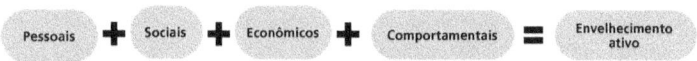

Fonte: Elaborado com base em WHO, 2005.

Entre os determinantes dos aspectos **pessoais** estão fatores biológicos e genéticos que influenciam no processo de envelhecimento e os fatores psicológicos, que se referem à capacidade cognitiva e à inteligência. Entre os **sociais** estão o suporte à saúde, que abrange o acesso à assistência médica e odontológica, o acesso a medicamentos e o suporte familiar (WHO, 2005).

Os determinantes **econômicos**, por sua vez, abarcam a renda financeira do indivíduo ao chegar à terceira idade, a questão do trabalho nessa fase e a dependência financeira familiar. Já o determinante **comportamental** está relacionado às atitudes tomadas ao longo da vida, à prática de atividade físicas, à alimentação saudável, ao não tabagismo etc. (WHO, 2005).

Tais determinantes são responsáveis pelo êxito ou não dessa perspectiva de envelhecimento. Quando considerado o determinante financeiro, contempla-se uma vida de trabalho e de rendimentos que preparem o indivíduo para a terceira idade; o determinante comportamental está relacionado aos hábitos que o indivíduo cultivou ao longo da vida, como tabagismo e alcoolismo, por exemplo, práticas que reduzem a qualidade de vida na ancianidade (WHO, 2005).

Tão importantes quanto esses determinantes, há os ditos *transversais*, que são a cultura e o gênero:

> A cultura, que abrange todas as pessoas e populações, modela nossa forma de envelhecer, pois influencia todos os outros fatores determinantes do envelhecimento ativo. [...] O gênero é uma "lente" através da qual considera-se a adequação de várias opções políticas e o efeito destas sobre o bem-estar de homens e mulheres. (WHO, 2005, p. 20)

Segundo a OMS (WHO, 2005, p. 18), se os determinantes de saúde forem, um dia, contemplados em sua totalidade, aliados a políticas de saúde e sociais em prol de um envelhecimento ativo, serão registrados os seguintes resultados:

- menos mortes prematuras em estágios da vida altamente produtivos;
- menos deficiências associadas às doenças crônicas na Terceira Idade;
- mais pessoas com uma melhor qualidade de vida à medida que envelhecem;
- à medida que envelhecem, mais indivíduos participando ativamente nos aspectos sociais, culturais, econômicos e políticos da sociedade, em atividades remuneradas ou não, e na vida doméstica, familiar e comunitária;

- menos gastos com tratamentos médicos e serviços de assistência médica.

Em suma, o envelhecimento ativo possibilita que a terceira idade seja vivida com autonomia e independência, o que significa mais qualidade de vida e expectativa de vida.

> **Importante!**
>
> Você sabe a diferença entre autonomia e independência? Autonomia diz respeito ao controle para tomar decisões pessoais, relacionadas às atividades de vida diária, conforme a própria vontade. Independência corresponde a executar funções relacionadas com a vida diária, ser capaz de viver independentemente na sociedade, com algum ou nenhum auxílio de outras pessoas.

1.2 Indicadores demográficos do envelhecimento

O envelhecimento da população brasileira pode ser confirmado pelas estimativas do Instituto Brasileiro de Geografia e Estatística (IBGE) que apontam que, no ano de 2060, a pirâmide etária do país terá uma base larga, com predomínio da faixa etária entre 55 e 75 anos e com número de idosos superior ao número de crianças e jovens (IBGE, 2019).

Essa estimativa aponta para uma realidade nacional diferente da atual, em que a maior parte da pirâmide corresponde à população de jovens e adultos, como ilustrado no Gráfico 1.1.

Gráfico 1.1 – Pirâmide demográfica brasileira, de 1940 a 2060 (projeção)

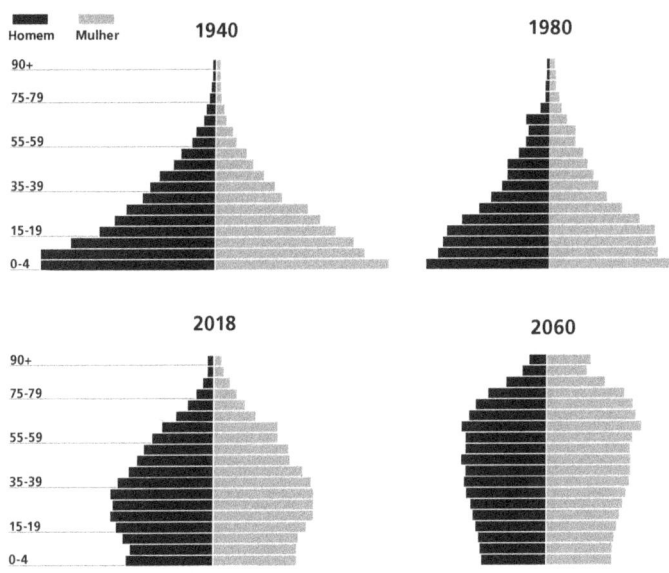

Fonte: IBGE, 2019.

Essa não é uma tendência exclusiva do Brasil ou dos países em desenvolvimento. Tal fenômeno é conhecido como *transição demográfica* – quando a natalidade diminui bastante, a mortalidade diminui e a expectativa de vida aumenta.

A população mundial está envelhecendo rapidamente desde a década de 1960, e o Brasil passa pela mesma experiência. O país ocupa a sexta posição em número de indivíduos acima de 60 anos, com 28 milhões de pessoas nessa faixa etária, o que equivale a 13% da população brasileira. E, como mostra o Gráfico 1.1, esse número aumentará expressivamente nos próximos anos.

Segundo dados do IBGE (2013), entre as razões que explicam essa rápida expansão estão as modificações das taxas de fertilidade e de mortalidade. Outro fator que explica o expressivo crescimento do número de pessoas acima de 60 anos é o aumento da expectativa de vida dos brasileiros. De 2017 para 2018, apenas, esse índice teve acréscimo de 3 meses e 4 dias. Contudo, se o recorte temporal for estendido de 1940 até os dias atuais, os números são ainda mais impressionantes: superam 30 anos. Essa melhora tão significativa nesse índice ocorre por diversos motivos, sendo um deles a evolução da medicina, que atua para alterar estilo de vida das pessoas, buscando a promoção da saúde, a prevenção de doenças e a ampliação do acesso aos serviços de saúde; com isso, a tendência é que os idosos sejam acometidos, basicamente, de DCTNs e suas comorbidades (Garcia, 2019).

Diante do real envelhecimento populacional em todos os países e da importância de compreender as necessidades, as diferenças e os perfis de idosos, recentemente, diferentes abordagens foram criadas para auxiliar nas formas de tratar o envelhecimento, entre elas a geriatria preventiva e a gerontologia preventiva. Na Figura 1.2, indicamos as diferentes ações que competem a cada uma dessas áreas.

Figura 1.2 – Ações da geriatria preventiva e da gerontologia preventiva

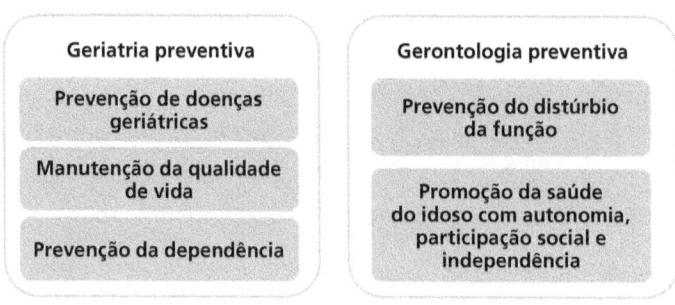

Essas duas especialidades têm em comum a finalidade de promover a longevidade com qualidade de vida. Segundo a OMS, a qualidade de vida é "a percepção do indivíduo de sua inserção na vida, no contexto da cultura e nos sistemas de valores nos quais ele vive e em relação aos seus objetivos, expectativas, padrões e preocupações" (WHO, 2005). Os esforços para alterar o perfil de envelhecimento das pessoas resulta em mudanças também no perfil epidemiológico dos idosos, o que estimula a busca por mais informações nos temas expressos na Figura 1.3.

Figura 1.3 – Aspectos importantes do perfil demográfico para o envelhecimento

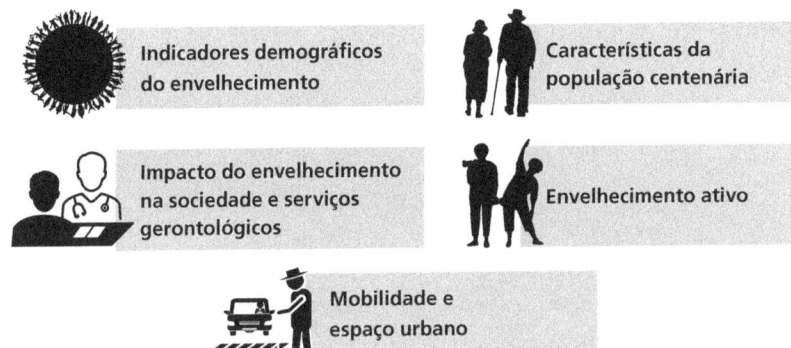

Para se garantir um envelhecimento de qualidade, alguns serviços deverão ser adaptados para atender à população de idosos, ou seja, novas demandas de serviço poderão emergir com base nesse perfil de sociedade, tanto na área da saúde quanto em demais serviços de bem-estar. Afinal, uma das consequências do envelhecimento populacional é a necessidade de alteração de todos os serviços de saúde e de atenção à população idosa, pois, com esse fenômeno, surgem novas demandas de mercado, de políticas públicas e de inserção do idoso na sociedade. Por isso, a análise dos indicadores demográficos do envelhecimento é tão importante.

> **Para saber mais**
>
> Para conhecer sobre o processo de envelhecimento da população em geral, acesse o Sistema de Indicadores de Saúde e Acompanhamento de Políticas do Idoso (Sisap), o qual foi desenvolvido pela iniciativa conjunta da Coordenação de Saúde da Pessoa Idosa (Cosapi) do Ministério da Saúde e do Laboratório de Informação em Saúde (LIS) do Instituto de Comunicação e Informação Científica e Tecnológica (ICICT) da Fundação Oswaldo Cruz (Fiocruz):
>
> SISAP – Sistema de Indicadores de Saúde e Acompanhamento de Políticas do Idoso. Disponível em: <https://sisapidoso.icict.fiocruz.br/>. Acesso em: 7 jan. 2021.

O envelhecimento populacional tem sido evidenciado nas pesquisas desenvolvidas pelo IBGE, por meio dos **indicadores demográficos e sociais**, descritos no Quadro 1.1, que visam: identificar as condições de determinada população; apontar a dinâmica da sociedade em certo período; apresentar demandas presentes e futuras da referida população; mensurar aspectos não sujeitos a observação direta; comparar características individuais e populacionais.

O Departamento de Informática do Sistema Único de Saúde (DataSus) é outra base de dados que apresenta estimativas e projeções demográficas e utiliza a matriz de indicadores básicos. A escolha da base de dados depende das informações buscadas.

Quadro 1.1 – Indicadores de envelhecimento e suas características

Expectativa de vida ao nascer

Fornece subsídios para os processo de planejamento, gestão dos serviços, avaliação de políticas de saúde e previdência social.

Expectativa de vida em uma idade específica

Utilizado pelo Previdência Social para determinar o fator previdenciário para definir o cálculo das aposentadorias vinculadas ao regime geral de Previdência Social.

Expectativa de vida aos 60 anos de idade

Utilizado para análise de variações geográficas e temporais relacionada à expectativa de vida da população idosa, pelo sexo, favorecendo análises comparativas da mortalidade nessa idade. Auxilia no planejamento, na gestão dos serviços e na avaliação de políticas públicas para essa população.

Taxa de fecundidade total

Afeta diretamente as estruturas etárias da população, pois os níveis elevados da taxa de fecundidade total associam-se à estrutura etária jovem e à consequente redução da proporção de pessoas idosas.

Taxa de crescimento da população

Utilizada para analisar as variações geográficas e temporais do crescimento populacional e para estimar e projetar a população em curtos períodos. Contribui para o planejamento, a gestão e a avaliação das políticas públicas específicas, como: previsão de recursos, atualização de metas.

Índice de envelhecimento

Indica o rejuvenescimento populacional, o acompanhamento da evolução do ritmo de envelhecimento, comparando as áreas geográficas e os grupos sociais. Subsidia a formulação, a gestão e a avaliação de políticas públicas na previdência social e saúde.

Proporção de idosos na população

Indica a participação relativa na população geral, expressando o ritmo de envelhecimento. Utilizado para análise das variações geográficas e temporais relacionadas à distribuição de idosos. Subsidia o planejamento, a gestão e a avaliação das políticas públicas de saúde, assistência social e de idosos.

Índice de longevidade

Refere-se à população acima de 60 anos.

(continua)

(Quadro 1.1 – conclusão)

Razão de dependência
É utilizado para o acompanhamento da evolução do grau de dependência econômica na população específica e para demonstrar o rejuvenescimento ou o envelhecimento populacional. É útil para a análise socioeconômica, como o mercado de trabalho.
Índice de centenários
Refere-se à população acima de 100 anos.
Mortalidade proporcional por idade
Analisa as variações geográficas e temporais da mortalidade por sexo e idade. É utilizada para avaliação dos níveis de saúde da população.

Fonte: Elaborado com base em Rede Interagencial de Informação para a Saúde, 2008.

Por meio desses indicadores, é possível mapear, praticamente, todas as situações que envolvem os idosos. O propósito é atuar de modo que o processo de envelhecimento ocorra com planejamento, buscando atender a todos, de acordo com a demanda, mediante políticas públicas, oferta de serviços ou qualquer outra ação destinada a esse público.

1.3 Características das populações octogenária e centenária

Para as análises e estudos demográficos, adota-se a seguinte divisão: jovens (do nascimento até os 19 anos); adultos (entre 20 e 59 anos); e idosos, acima de 60 anos. O grupo de idosos pode ser organizado em dois subgrupos: 1) os octogenários, idosos com idade entre 80 e 90 anos; 2) e os centenários, com idade de 100 ou mais anos, que se aproximam do limiar da vida humana, com expressiva longevidade, de acordo com o marco etário da humanidade.

Nery (2007) relata que o grupo de idosos octogenários, com 4,7%, apresenta crescimento maior que o do total de idosos, que foi de 3,5%. A população centenária, por sua vez, diminuiu, de acordo com o Censo Demográfico de 2010: no ano 2000, o Brasil tinha 10.423 pessoas centenárias, em 2010, esse grupo foi reduzido a 7.247 (IBGE, 2010b).

Ainda segundo Nery (2007), a faixa etária entre 90 a 99 anos apresentou aumentos, o que sugere a possibilidade de crescimento para os próximos 10 anos. Diante disso, é possível considerar que as ações realizadas pelas áreas de saúde, humanidades e políticas públicas estão dando resultado e que as pessoas estão envelhecendo mais. Na verdade, o correto a dizer é que estão aproveitando a longevidade, que corresponde à duração da vida de um indivíduo, grupo ou espécie, a qual é mais longa do que o comum.

Corroborando com a autora, os dados do IBGE apontam que, além da longevidade ter aumentado, a mortalidade teve queda. Por conseguinte, em 2017, a população de idosos no Brasil era de 28 milhões (13,5% da população total). Estima-se que, até 2030, essa parcela da população chegue a 38,5 milhões (17,4% da população total) e, em 2042, alcance o patamar de 57 milhões, o que corresponderá a, aproximadamente, 24,5% da população brasileira (IBGE, 2010c).

Prossigamos com a análise dos dados que abrangem as principais causas de mortalidade nessa faixa etária, principalmente, entre os centenários. Esses dados são precisos, visto que, em 2001, o Ministério da Saúde aperfeiçoou o Sistema de Informações sobre a Mortalidade (SIM), tornando a qualidade dos registros de óbitos no Brasil bastante confiável atualmente.

Segundo o DataSus, em 2007, a principal causa de morte na população ora em foco eram doenças respiratórias. Já, em 2010, as causas de mortalidade nessa população eram: 35% sinais, sintomas e achados anormais; 30% doenças circulatórias; 15% doenças respiratórias; e 5% neoplasias. Isso demonstra que houve mudanças no perfil da população centenária, embora cerca de 34,4% dos óbitos tenham ocorrido sem assistência médica.

Nesse contexto, fica evidente a necessidade de mudanças na gestão dos serviços de saúde para atender às necessidades dessa população.

Entre as variáveis que interferem na longevidade da população estão as características genéticas, fisiológicas, psicológicas e sociais, além de fatores ambientais, como o clima. Destacam-se os fatores relacionados à genética e ao estilo de vida, comprovados pela comparação da expectativa de vida entre os países em desenvolvimento – nos quais a carência de atenção adequada aos idosos é evidente – e os países desenvolvidos, em que há maior desenvolvimento tecnológico e científico (Perls, 1997).

Apesar de as populações octogenária e centenária terem aumentado nos últimos anos, essa não é a realidade para toda a população ainda, já que a expectativa de vida do brasileiro está na faixa de 70 anos. No entanto, é bastante provável que a evolução tecnológica, o avanço da ciência e da saúde possibilitem que essa faixa etária seja superada. O fato é que a ciência muito tem contribuído para o aumento da expectativa de vida, como é possível observar na linha do tempo expressa na Figura 1.4, a seguir, com os fatores mais marcantes dessa evolução.

Figura 1.4 – Avanços da medicina *versus* aumento da expectativa de vida

1796	1870	1930	1950	2003
Primeiras vacinas	Teoria dos germes, desenvolvida por Pasteur e Kock	Antibióticos	Transplante de órgãos	Sequenciamento do genoma humano
Expectativa: 33 anos	Expectativa: 37 anos	Expectativa: 51 anos	Expectativa: 62 anos	Expectativa: 75 anos

Os avanços da medicina influenciam na evolução humana: os descendentes de centenários herdam características genéticas favoráveis; a sociedade sente-se estimulada para uma vida mais saudável; são postas em prática ações governamentais que auxiliam a promover a conscientização dos indivíduos e a garantir, por meio de políticas públicas, a segurança e a qualidade de vida dos idosos. Exemplo disso é a promulgação da Política Nacional do Idoso (Lei n. 8.842, de 4 de janeiro de 1994 – Brasil, 1994), da Política Nacional de Saúde do Idoso (Portaria MS n. 1.395, de 10 de dezembro de 1999 – Brasil, 1999) e do Estatuto do Idoso (2003).

Nota-se, portanto, que o envelhecimento ativo e saudável é construído lentamente graças à ação de vários setores da sociedade, incluindo a área acadêmico-científica, que promove estudos e pesquisas para buscar formas saudáveis de envelhecimento, e a indústria, especialmente a farmacêutica.

Ações relativas ao aumento da expectativa de vida associada ao envelhecimento vêm sendo discutidas e trabalhadas há anos e, atualmente, se fazem notar os resultados dessas ações, já que o aumento da população centenária representa um envelhecimento próspero, havendo vários indivíduos que conseguem manter sua qualidade de vida. Isso evidencia que os serviços de saúde deverão se adequar à nova realidade e adotar medidas que atendam a essa expressiva parte da população idosa, que apresenta características clínicas e epidemiológicas, com necessidade de cuidados específicos em relação a outras faixas etárias.

1.4 Reflexos do envelhecimento na sociedade e nos serviços gerontológicos

Como aludimos, o número de idosos no Brasil está aumentando consideravelmente. A Bélgica, por exemplo, levou mais de 100 anos para atingir o mesmo percentual de idosos (em relação ao todo da população) que o Brasil alcançou em 60 anos.

Esse elevado número de idosos impacta os serviços de saúde, tanto públicos quanto privados. Afinal, o envelhecimento provoca alterações nas funções biológicas, como a proliferação celular, que é irreversível e está relacionada com o processo de evolução de diversas doenças, incluindo as demências, que podem induzir ao dano neural.

Sendo assim, o envelhecimento gera algumas preocupações que devem ser consideradas pelos gestores de saúde e governantes, como a vulnerabilidade da pessoa idosa. Isso é importante porque, com a longevidade, vem o desejo de uma vida ativa, sem limitações e incapacidade, comuns do envelhecimento. Assim, muitos idosos com 70 anos ainda são ativos e buscam mais qualidade de vida, praticando exercícios físicos, produzindo e, algumas vezes, ainda trabalhando.

Por isso, é essencial que, além da atenção para os idosos vulneráveis, as políticas públicas atentem para esse outro perfil de idoso. Em outras palavras, é premente que, em consonância com as mudanças culturais e socioeconômicas atinentes às condições de saúde e da qualidade de vida de idosos, os serviços de saúde atendam a tal demanda com as especificidades dessa população, na mudança do processo de trabalho e na infraestrutura com acessibilidade.

No contexto nacional, por muito tempo perdurou uma preocupação maior com a população jovem, a qual era majoritária. Por isso, as ações de saúde pública, por anos, foram voltadas para a saúde das crianças, que apresentavam sérios quadros de infecções, cujos diagnóstico e tratamento eram, relativamente, mais baratos. Atualmente, no entanto, o país sente os reflexos de ter de tratar de uma população idosa, cujo diagnóstico é mais complexo e, por consequência, mais custoso; afinal, algumas doenças evoluem para quadros crônicos, com tratamentos longos.

Essa diferença de tratamento e de perfil de paciente afeta diretamente a saúde pública, tanto no que diz respeito ao tipo de cuidado à pessoa idosa quanto aos custos desse cuidado. Assim é porque as doenças crônicas são evolutivas e, comumente, as suas complicações exigem internamentos, bem como, algumas vezes, provocam sequelas que tornam o paciente um frequentador assíduo do serviço de saúde.

Em razão das comorbidades provenientes do envelhecimento, os idosos utilizam com mais frequência os serviços de saúde do que as pessoas das demais faixas etárias; consequentemente, há maior demanda financeira para esse público, conforme mencionamos. Por isso, as ações das políticas públicas se fazem tão necessárias, pois é "função das políticas de saúde contribuir para que mais pessoas alcancem as idades avançadas com o melhor estado de saúde possível" (Brasil, 2006b, p. 7). Para isso, é preciso que ações de promoção da saúde sejam implementadas.

A assistência ao idoso vai além das políticas públicas e da oferta de serviços de saúde, uma vez que, em muitos casos, a família não tem condições psicológicas e financeiras de arcar com o cuidado de que o idoso necessita. É sabido que nem todos têm condições de planejar seu envelhecimento, e que não são todas as famílias que podem programar o acolhimento de seus idosos, porque isso requer tempo para realizar os cuidados assistenciais com qualidade e humanidade.

Por isso, reiteramos que as medidas voltadas à promoção de um envelhecimento sadio, como a alimentação saudável e a prática de exercícios físicos, influenciam na redução da incidência de afecções crônico-degenerativas. A consequência esperada é que o idoso não necessite tanto dos serviços de saúde ou de forma integral da família.

Um aspecto a ser salientado no que diz respeito à promoção da saúde do idoso é que as mulheres manifestam mais preocupação com a própria saúde do que os homens. Como procuram mais os serviços de saúde em busca de diagnósticos e tratamentos, elas apresentam os maiores índices de prevenção. Os homens, por sua vez, além de não demonstrarem tanta preocupação com a saúde, estão mais expostos a acidentes, associados ou não ao trabalho.

Como os idosos manifestam diversas doenças crônicas, muitas vezes, necessitam lidar com o abandono familiar e outras situações difíceis. Essa condição exige que os serviços de saúde voltados para o atendimento a esse público disponibilizem equipes multidisciplinares, contando com médicos, fisioterapeutas, psicólogos, enfermeiros e muitos outros profissionais de saúde para atender, auxiliar e orientar os idosos de modo integral.

Como são raros os casos de idosos livres de doenças crônicas, com o aumento exponencial dessa população, existe a necessidade de sensibilizar a população jovem para um bom planejamento de sua velhice, com envelhecimento ativo e sadio. Também os governantes e os serviços de saúde devem ampliar os direitos e de traçar estratégias para as prioridades dessa expressiva parte da população.

As instituições para idosos também devem estar atentas para a ampliação da oferta de serviços, devido ao aumento demográfico.

A institucionalização de idosos é regulamentada pelo Decreto n. 9.921, de 18 de julho de 2019, cujo art. 17 dispõe que os idosos que não tenham condições financeiras para se manter com qualidade, que tenham sido abandonados por seus familiares ou cujos parentes não tenham condições de arcar com as despesas desse indivíduo devem ter assegurado pela União, estado ou município a assistência asilar (Brasil, 2019).

O mesmo decreto regra o funcionamento dos serviços de assistência ao idoso, visando minimizar os impactos decorrentes do aumento demográfico. Assim, de acordo com tal instrumento legal, as instituições asilares passam a ter as funções de guarda, proteção, alimentação e atendimento permanente. Isso porque a situação econômica precária, em razão da falta de recursos financeiros para se manter, desestimula no idoso as aspirações para ter mais conforto, suprir suas necessidades, usufruir da modernidade, melhorar sua aparência, entre outros (Brasil, 2019).

As instituições asilares devem atentar para o acolhimento dos idosos, pois o processo de internação causa grande desconforto no indivíduo. Em razão disso, deve ser bem-recebido para que possa se ambientar o mais rápido possível, para que o sentimento de abandono e a ansiedade possam ser atenuados pelo acolhimento.

1.5 Mobilidade e espaço urbano

Convém iniciarmos esta seção conceituando *mobilidade*. Segundo Balbim (2016, p. 27):

> a noção de mobilidade supera a ideia de deslocamento físico, pois traz para a análise suas causas e consequências – ou seja, a mobilidade não se resume a uma ação. Em vez de separar o ato de deslocamento dos diversos comportamentos individuais

e de grupo – presentes tanto no cotidiano quanto no tempo histórico –, o conceito de mobilidade tenta integrar a ação de deslocar, quer seja uma ação física, virtual ou simbólica, às condições e às posições dos indivíduos e da sociedade.

Em outras palavras, as ações de mobilidade vão muito além de se proporcionar o deslocamento de um lugar para outro ou implementar melhorias em transportes públicos; trata-se, em verdade, de um processo dinâmico que tem origem na interação entre os níveis psicológico, social e ambiental.

Esses três níveis estão interligados, apesar de se apresentarem em instâncias distintas. O nível **psicológico** diz respeito ao idoso sentir-se à vontade para frequentar os lugares que quiser, visto que a barreira psicológica pode fazê-lo acreditar não ser mais adequado frequentar determinados ambientes, sejam estes físicos ou virtuais. O nível **social** abrange limitações físicas ou psicológicas, as quais levam o idoso a evitar o contato com outras pessoas, afastando-se do convívio social. O nível **ambiental** refere-se à dificuldade de locomoção que o idoso apresenta em determinados locais; assim, ele deixa de participar, pois não tem a segurança ambiental necessária (Albuquerque et al., 2018; Clares; Freitas; Borges, 2014).

Apesar da abrangência do conceito, aqui nos ocuparemos apenas das questões de mobilidade física, por serem as que mais afligem os idosos. Tal tema remete à dificuldade de locomoção decorrente não somente de alterações fisiológicas provenientes do processo do envelhecimento, de comorbidades e incapacidades, mas também da situação ambiental, resultante de fatores sociais, comportamentais e econômicos. A falta de mobilidade pode provocar problemas físicos e limita a autonomia e a independência dos idosos, condições essenciais para sua qualidade de vida, uma vez que a falta de autonomia pode gerar insegurança, afetando a saúde mental e o convívio social.

A limitação da movimentação, denominada *imobilidade*, afeta expressivamente a saúde dos idosos, principalmente, na realização de atividades diárias, como tomar banho e fazer as refeições. A falta de mobilidade provoca perdas na qualidade de vida, que podem ocasionar a institucionalização[1] e até mesmo o óbito prematuro.

Segundo a Classificação Internacional da Funcionalidade, Incapacidade e Saúde (CIF), publicada pela OMS, a funcionalidade está baseada em três perspectivas: 1) a função dos indivíduos; 2) a estrutura do corpo; e 3) a participação social. A limitação em qualquer uma dessas perspectivas ocasiona incapacidade, limitação funcional e restrição de participação social, resultando em menos qualidade de vida e mais problemas de saúde (WHO, 2001).

As causas mais comuns que afetam a capacidade funcional dos idosos e, consequentemente, sua limitação física são: deficiências visuais, auditivas, motoras e intelectuais, e doenças crônico-degenerativas.

Entretanto, o que agrava o problema da mobilidade do idoso é o fato de que as cidades não são pensadas para esse público. Projetadas para as pessoas com total independência de movimento, as cidades carecem de planejamento que minimize as dificuldades das pessoas com limitações funcionais. Os espaços urbanos são projetados e construídos com reduzida acessibilidade, criando uma barreira ambiental para os cidadãos com mobilidade reduzida, entre eles os idosos.

---

1 Compreende-se por *institucionalização* o ato da internação em locais de serviço de saúde destinados à morada de idoso.

Ambientes com acessibilidade são fundamentais para a sociedade porque promovem autonomia aos indivíduos com dificuldade de mobilidade. Contudo, grande parte dos municípios desconsidera esses aspectos, o que é notório na estrutura física e de acesso aos serviços. Apenas em 2019, a proposta para o Projeto de lei n. 7.061, de 8 de março de 2017, que sugere alterar o Estatuto do Idoso e incluir a mobilidade urbana como um direito fundamental da pessoa idosa, seja como pedestre, seja como motorista, seja como usuário de transporte público, foi aprovada pela Comissão de Desenvolvimento Urbano (Brasil, 2017c). O Poder Público deve garantir a adaptação dos equipamentos públicos para assegurar que os idosos se sintam confortáveis e possam realizar suas atividades com autonomia (Câmara dos Deputados, 2019).

Uma cidade ideal para os idosos com dificuldade ou incapacidade funcional se locomoverem de forma adequada deveria apresentar espaços e edificações acessíveis, conforme exposto no Quadro 1.2.

Quadro 1.2 – Modelo de cidade acessível para os idosos

Travessia de ruas	Rebaixamento de calçada, faixa de pedestres para proporcionar deslocamento rápido e seguro. Sinais de trânsito com tempo para travessia de idosos.
Calçadas	Superfície firme, regular, estável, antiderrapante e meios-fios rebaixados. Livre de obstáculos, entulhos, com presença de bancos para repouso ao longo da via.
Abrigo de ônibus	Com presença de assento e cobertura (proteção solar e chuva).
Transporte coletivo	Assentos reservados com possibilidade de embarque e desembarque para idosos.
Circulação com cadeira de rodas	Apresentar rampas ou elevadores, escadas com corrimões contínuos bilateralmente.

(continua)

(Quadro 1.2 – conclusão)

Edifícios	Em todos os ambientes das edificações. Portas com largura de no mínimo 0,80 m.
Portas	Maçanetas em forma de alavanca para facilitar a abertura pelos idosos.
Banheiros públicos	Vasos sanitários elevados com altura entre 0,42 m e 0,45 m do chão, com presença de barras de apoio.

Fonte: Elaborado com base em Clarke; George, 2005.

Avaliando o quadro, percebe-se que não seria difícil "produzir" uma cidade acessível aos idosos, apesar dos custos financeiros para a Administração Pública. Entretanto, essas ações fariam muita diferença para a qualidade de vida dessas pessoas, já que facilitariam sua mobilidade, estimulando sua independência e autonomia. Uma cidade com mobilidade poderia proporcionar a reinserção do idoso no ambiente social.

Já está mais do que na hora de se construirem cidades com essas melhorias; afinal, conforme mencionam Lima-Costa e Veras (2003): O Brasil perdeu "muito tempo acreditando que ainda éramos um país jovem, sem dar o devido crédito às informações demográficas que mostravam e projetavam o envelhecimento da nossa população".

Síntese

Neste capítulo, explicamos que os dados de pesquisa demográfica indicam que o número de idosos tende a dobrar nos próximos anos, mesmo em países em desenvolvimento como o Brasil. Essa tendência de aumento expressivo abrange idosos octogenários e centenários. As causas do envelhecimento da população mundial são muitas, figurando entre elas a genética, os fatores ambientais e o desenvolvimento da ciência e da tecnologia voltadas a esse público.

Essa alteração demográfica é mensurada por indicadores de envelhecimento como: expectativa de vida ao nascer; expectativa de vida em uma idade específica; esperança de vida aos 60 anos de idade; taxa de fecundidade total; taxa de crescimento da população; índice de envelhecimento; proporção de idosos na população; razão de dependência; mortalidade proporcional por idade; índice de longevidade e índice de centenários.

O aumento no número de idosos demanda que a sociedade se mobilize por diversas frentes para atender à demanda de serviços que surgirá com o envelhecimento da população. Nesse contexto, encontram-se ações de políticas públicas, de assistentes sociais (inclusão social), dos profissionais de saúde, na gestão de saúde e serviços das mais variadas áreas para atendimento aos idosos (novas demandas de serviços), já que o idoso por muitas vezes não consegue manter suas funcionalidades da vida diária.

Questões para revisão

1. O envelhecimento ativo é definido como "o processo de otimização das oportunidades de saúde, participação e segurança, com o objetivo de melhorar a qualidade de vida à medida que as pessoas ficam mais velhas" (WHO, 2005). Não se trata apenas da saúde física dos idosos, envolvendo também questões sociais. Portanto, a inclusão social se encontra no rol de atividades do envelhecimento ativo, que compreende três esferas. Com relação a essas esferas, analise as proposições a seguir:

I) Menor probabilidade de doença.
II) Alta capacidade funcional física e mental.
III) Engajamento social ativo com a vida.
IV) Menor desenvolvimento do controle do fluxo motor.

Agora, assinale a alternativa que lista todas as proposições corretas:

a) I, II e III.
b) II, III e IV.
c) I, III e IV.
d) I e II.
e) I, II, III e IV.

2. No aspecto demográfico, a população idosa é muito expressiva e o será ainda mais no futuro, tendo em vista que dados indicam que o número de idosos tende a dobrar nos próximos anos. Considerando os fatores que impactam o crescimento da população idosa, assinale a alternativa que lista corretamente todas as características variáveis que influenciam na longevidade:

a) características genéticas, fisiológicas, sensoriais e ambientais.
b) características psicológicas, sociais, estruturais e ambientais.
c) características genéticas, fisiológicas, psicológicas, sociais e ambientais.
d) características fisiológicas, psicológicas, sociais e tecnológicas.
e) características sociais, ambientais, tecnológicas e fisiológicas.

3. Considerando os impactos do envelhecimento nos serviços de saúde, analise as proposições a seguir e assinale a alternativa correta:
   I) O envelhecimento gera algumas preocupações que devem ser consideradas pelos gestores de saúde e governantes, como a vulnerabilidade da pessoa idosa.
   II) Muitos idosos com 70 anos ainda encontram-se ativos e buscando mais qualidade de vida, realizando exercícios físicos, produzindo e algumas vezes ainda trabalhando. Por isso, as políticas públicas devem atentar para esse outro perfil de idoso.
   III) Atualmente o país sente o impacto de tratar de uma população idosa, para a qual o diagnóstico é mais sofisticado e mais custoso, e as doenças evoluem para quadros crônicos, com tratamentos longos. Essa diferença de tratamento e de público afeta diretamente a saúde pública, tanto no cuidado da pessoa idosa quanto nos custos dessas ações.
   IV) Estatisticamente, em razão das comorbidades decorrentes do envelhecimento, os idosos fazem uso mais frequente dos serviços de saúde dos que as pessoas das demais faixas etárias. Isso acarreta uma maior demanda financeira para o setor.

   Agora, assinale a alternativa que lista todas as proposições corretas:

   a) I, II e III.
   b) II e III.
   c) I, III e IV.
   d) I e III.
   e) I, II, III e IV.

4. O envelhecimento populacional é realidade em todos os países; por isso, o estudo para compreender as necessidades, as diferenças e os perfis de idosos se faz tão importante. Recentemente, surgiram novas abordagens para auxiliar nas formas de envelhecimento, como a geriatria preventiva e a gerontologia preventiva. Diferencie as ações desenvolvidas por essas novas abordagens.

5. Quais são os fatores que impactam diretamente no crescimento da população idosa?

Questão para reflexão

1. Quais são os impactos do envelhecimento na sociedade e nos serviços gerontológicos? Considerando a mobilidade e o espaço urbano, o município onde você mora promove acessibilidade aos idosos?

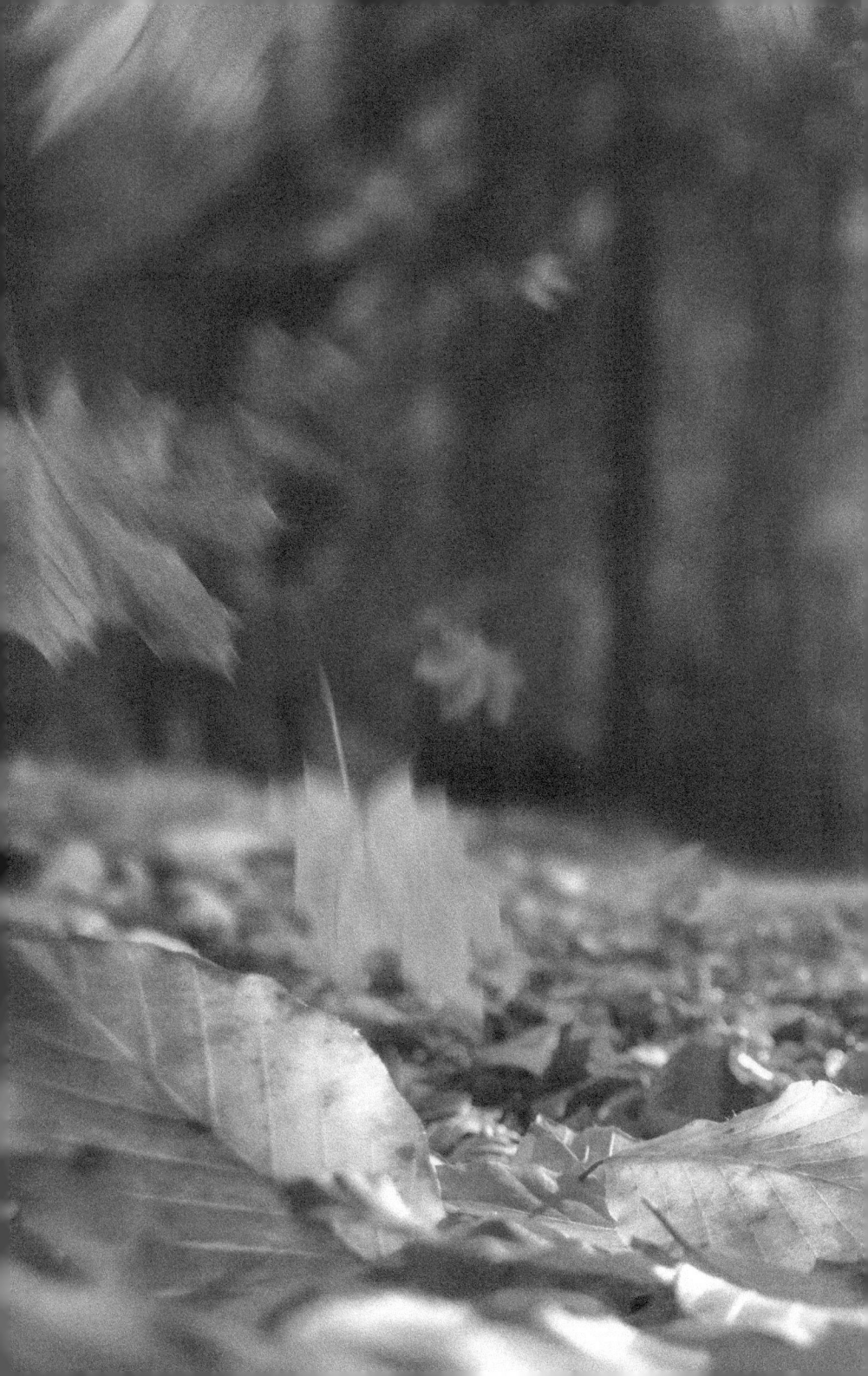

Capítulo 2
Gestão nas diversas configurações organizacionais em gerontologia

Conteúdos do capítulo

- Organização da atenção em gerontologia.
- Gestão das condições crônicas em idosos.
- Processo da gestão de casos.
- Gerenciamento do cuidado de idosos.
- Linhas de cuidados para a terceira idade.

Após o estudo deste capítulo, você será capaz de:

1. descrever as diversas configurações organizacionais em gerontologia;
2. explicar os fundamentos da atenção em gerontologia;
3. aplicar as linhas de cuidados para o idoso e gerenciar condições crônicas;
4. desenvolver o processo de gestão de casos em gerontologia;
5. contribuir para a gestão dos serviços e do cuidado em gerontologia.

2.1 Fundamentos da atenção em gerontologia

Atenção básica é um termo bastante difundido entre os profissionais da área da saúde e de fácil compreensão para o público leigo. Ele envolve as ações voltadas para o primeiro contato do usuário, ou seja, as primeiras ações que são feitas com os pacientes. O Ministério da Saúde afirma que, na atenção básica, é que os usuários "devem resolver os problemas de saúde de maior frequência e relevância em seu território" (Brasil, 2017b); nessa instância, ocorrem a promoção da saúde, as ações para prevenção de doenças e seus agravamentos, a coordenação do cuidado e a vigilância em saúde.

De modo semelhante, a atenção em gerontologia busca atenção integral e se define pelas ações realizadas em prol da "promoção da saúde física e mental, prevenção da fragilização e dos desfechos adversos em saúde, propiciando a maximização da independência, manutenção da autonomia e do bem-estar do idoso, da família e da comunidade" (Salmazo-Silva; Lima, 2012, p. 504-505).

Assim como a atenção básica, a atenção em gerontologia trabalha com a **gestão de casos**, a qual gerencia riscos, e o **gerenciamento de casos**, que analisa os recursos necessários. Com o fito de organizar a gestão da atenção em gerontologia, o sistema foi subdividido em três dimensões (Quadro 2.1), as quais subsidiam os instrumentos necessários para a gestão na área. Haja vista que a gerontologia está atrelada ao planejamento, ao monitoramento, à implantação e à avaliação de resultados, todo o processo é permeado por uma visão generalista e multi/interdisciplinar, articulando os serviços e as necessidades da população idosa (Garcia, 2001).

Quadro 2.1 – Subdivisões da gestão da atenção em gerontologia

Nível	Função
Macrogestão	Cria e implementa políticas públicas e programas de saúde voltados para a população idosa.
Mesogestão	Orienta os processos de recursos humanos, materiais e institucionais.
Microgestão	Coordena os processos e fluxos de atendimentos relacionados ao idoso e a seus familiares.

Fonte: Elaborado com base em Garcia, 2001.

Atualmente, a saúde do idoso no Brasil caracteriza-se por uma carga excessiva de condições crônicas. Em reação a essa conjuntura, o modelo de atenção vigente oferece ao paciente uma assistência fragmentada, não permitindo uma visão integral de seu estado de saúde, o que aumenta as chances de esse paciente necessitar de auxílio na atenção terciária.

Segundo o Instituto Brasileiro de Geografia e Estatística (IBGE), o percentual de óbitos decorrentes de complicações de doenças crônicas não transmissíveis (DCNT) no Brasil é de, aproximadamente, 70% (IBGE, 2014). Diante dessa realidade, notou-se a premência de ações do Ministério da Saúde. Por isso, em 2011, foi criado o Plano de Estratégias para o Enfrentamento das Doenças Crônicas não Transmissíveis (DCNT), cuja finalidade é a redução das doenças crônicas dos sistemas circulatório e respiratório, além de cânceres e diabetes. O programa ainda prevê ações para combater os avanços dos fatores de risco, como tabagismo, sedentarismo e obesidade (Busato; Garcia; Rodrigues, 2019).

A constante preocupação com o aumento do número de doenças crônicas e o cuidado ofertado por uma rede de atenção específica vêm sendo debatidos há algum tempo. Mendes (2011) sugere fazer uma releitura do modelo de atenção que vem sendo utilizado. Em sua proposta, as doenças crônicas seriam tratadas em conjunto com os determinantes de saúde, caracterizando o denominado *modelo de atenção às condições crônicas* (MACC). Na Figura 2.1, são especificados os cinco níveis em que esse modelo é subdividido e as características de cada um.

Figura 2.1 – Níveis do modelo de atenção às condições crônicas (MACC)

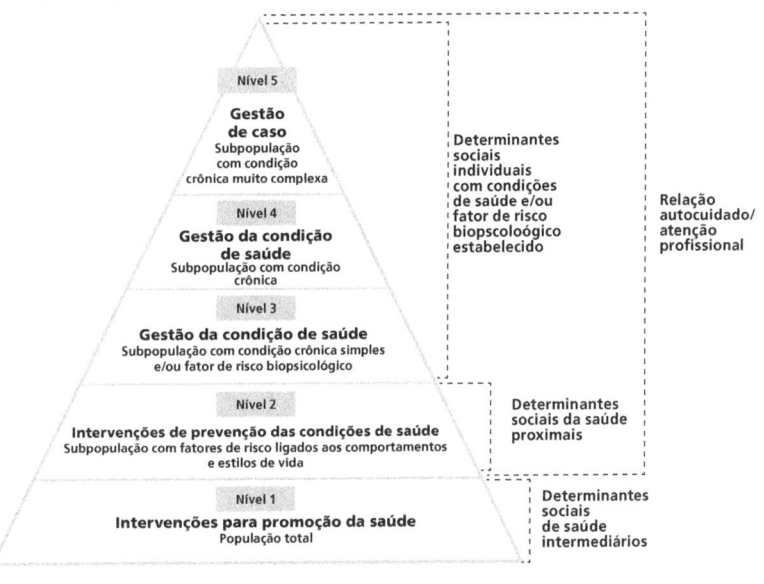

Nível 5
Gestão de caso
Subpopulação com condição crônica muito complexa

Nível 4
Gestão da condição de saúde
Subpopulação com condição crônica

Nível 3
Gestão da condição de saúde
Subpopulação com condição crônica simples e/ou fator de risco biopsicológico

Nível 2
Intervenções de prevenção das condições de saúde
Subpopulação com fatores de risco ligados aos comportamentos e estilos de vida

Nível 1
Intervenções para promoção da saúde
População total

Determinantes sociais individuais com condições de saúde e/ou fator de risco biopscoloógico estabelecido

Relação autocuidado/ atenção profissional

Determinantes sociais da saúde proximais

Determinantes sociais de saúde intermediários

Fonte: Mendes, 2011, p. 246.

Os níveis da base da pirâmide referem-se a situações mais abrangentes e menos custosas para a saúde pública; nos níveis que compõem o topo da figura, estão elencadas situações em que os usuários apresentam uma condição mais complexa, a qual requer ampla atenção em diferentes pontos das redes de atenção, inclusive, de alta complexidade (Busato; Garcia; Rodrigues, 2019).

O modelo de Mendes (2011) está associado aos determinantes sociais da saúde, que, entre outras características, têm relação com o local onde o indivíduo vive; daí decorre a necessidade de uma análise territorial, com o uso do geoprocessamento.

Geoprocessamento conceitua-se como:

> uma área do conhecimento que engloba os Sistemas de Informação Geográfica (SIG), o sensoriamento remoto e as técnicas de análise espacial, com interfaces com a Cartografia, a Geografia e a Estatística, entre outras ciências. Os SIG são programas de computador que permitem a visualização de mapas georreferenciados em conjunto com os atributos das feições representadas. (Chiaravalloti-Neto, 2016, p. 1)

Em outras palavras, o geoprocessamento é um conjunto de técnicas que auxilia na investigação ou no levantamento de dados e informações espacialmente referidas. Quando direcionado à saúde coletiva, contribui para o mapeamento de doenças, a avaliação de riscos, o planejamento de ações de saúde, entre outras possibilidades (Brasil, 2006c).

O sistema de geoprocessamento mantém relação direta com o gerenciamento de DCNTs visto que o planejamento das ações de tais doenças pode ser feito para grupos com as mesmas características, podendo haver um único plano para promoção da saúde e prevenção de doenças.

Na promoção da saúde, o mais importante é trabalhar no combate aos fatores de risco para as doenças crônicas, evitando que as DCNTs estejam relacionadas ao envelhecimento. Ressaltamos que tais doenças estão associadas aos idosos porque a incidência desse tipo de enfermidade é maior nesse grupo, conforme detalharemos adiante.

2.2 Gerenciamento de condições crônicas em idosos

O envelhecimento populacional vem desencadeando alterações no estudo epidemiológico populacional, pois a incidência e a prevalência de DCNTs vêm se expandindo rapidamente, bem como o número de óbitos decorrente delas. Esse quadro impacta, diretamente, as ações da saúde pública, que tem de atuar a fim de minimizar os agravamentos dessas doenças.

Entre as DCNTs que mais atingem a população estão a hipertensão arterial sistêmica e o diabetes *mellitus*. O agravamento dessas enfermidades acarreta doenças cardíacas, além de complicações renais e cerebrovasculares (Theme Filha et al., 2015).

Para minimizar os fatores de risco de tais enfermidades, o Ministério da Saúde elaborou diversos programas para atendimento à hipertensão arterial e ao diabetes *mellitus*. Contudo, os resultados obtidos não têm sido positivos, em decorrência das alterações promovidas na nova administração central.

O funcionamento ideal acontece quando há o registro completo pela assistência primária, nos casos acompanhados pela estratégia de saúde da família. Com isso, a Vigilância em Saúde tem subsídios para elaborar os objetivos a serem alcançados no acompanhamento dos casos.

Somam-se ao modelo de atenção de doenças crônicas de Mendes (2011), explicitado anteriormente, outros modelos descritos na literatura, como os utilizados para o gerenciamento das condições crônicas de saúde em idosos, que estão configurados com os seguintes níveis (Boult et al., 2009):

- atenção interdisciplinar primária;
- gerenciamento de caso;
- gerenciamento de doenças;
- visitas domiciliares;
- avaliação geriátrica;
- cuidado farmacêutico;
- autogerenciamento das doenças crônicas;
- reabilitação proativa;
- suporte ao cuidador;
- programa de cuidados de transição do hospital para o domicílio e vice-versa;
- programas voltados para pacientes agudos tratados no domicílio, como hospital no domicílio e enfermaria no domicílio;
- instituições de longa permanência;
- cuidados hospitalares.

Além dos modelos de atenção voltados para doenças crônicas, existem ações que podem ser realizadas para o gerenciamento dessas doenças, como as psicoeducativas, caracterizadas pela atuação de equipes multiprofissionais nos diversos campos de atuação.

As **ações psicoeducativas** têm a finalidade de promover o conhecimento sobre as DCNTs entre a população idosa. Por meio da difusão da informação, pretende-se despertar no idoso a gestão do autocuidado, estimulando-o a melhorar seu estilo de vida. O intuito também é criar o vínculo do idoso com os profissionais da equipe de saúde, fortalecendo a comunicação entre o paciente, a família e a equipe de saúde. As DCNTs podem ser evitadas graças à intervenção como as atividades para prevenção de agravos e promoção de saúde.

2.2.1 Gerenciamento de doenças crônicas pelo setor privado

A saúde suplementar, representada pelos planos de saúde ou pela saúde privada, tem o dever de estimular seus usuários a participarem de programas voltados para o envelhecimento saudável. Essa obrigatoriedade está expressa na Resolução Normativa n. 265, de 19 de agosto de 2011, da Agência Nacional de Saúde Suplementar (ANS, 2011).

Em conformidade com essa premissa, na Figura 2.2, estão listados os programas registrados na ANS.

Figura 2.2 – Programas de promoção da saúde e prevenção de doenças

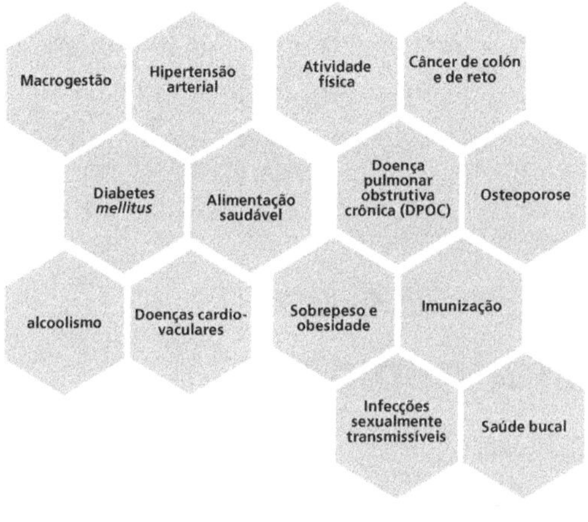

Como evidencia a Figura 2.2, a maior parte dos programas criados pelas operadoras de planos de saúde estão focados na doença, o que não é o ideal, uma vez que o idoso nem sempre apresenta uma única patologia. Portanto, as ações deveriam focar nos determinantes sociais, como renda, educação, infraestrutura, redes comunitárias e familiares, conforme apontam os modelos de saúde aplicados para as doenças crônicas.

Os programas voltados para um envelhecimento saudável visam ao gerenciamento de doenças crônicas; isso porque, quando o indivíduo é diagnosticado, não há outra solução além de gerenciar a situação para que a enfermidade não se agrave. Nesse caso as ações têm dois objetivos: 1) reduzir o custo para as operadoras e 2) ampliar o bem-estar do paciente.

> **Para saber mais**
>
> Para saber quais programas estão cadastrados e de quais operadoras são, acesse o *site* da ANS, na aba Busca de Programas de Promoção da Saúde e Prevenção de Riscos e Doenças.
>
> ANS – Agência Nacional de Saúde Suplementar. **Programas de Promoção da Saúde e Prevenção de Riscos e Doenças**. Disponível em: <http://www.ans.gov.br/gestao-em-saude/promoprev>. Acesso em: 22 abr. 2021.

2.3 Gestão de casos em gerontologia

A gestão de casos tem origem na metodologia americana denominada *case management*, quando há um único responsável pelo paciente, que se dedica à atenção a ele, fazendo apontamentos relacionados a suas necessidades. O gerenciamento de caso (GC) consiste em um processo para diagnosticar, avaliar, planejar, implementar, coordenar e monitorar os serviços e ações de que o paciente necessita, visando obter o menor custo-benefício possível, primando pela qualidade (Mendes, 2001).

O GC auxilia a constituir uma visão holística da situação do paciente, facilitando e promovendo a comunicação multiprofissional, já que o responsável acompanha o indivíduo em todos os setores em que este for atendido, garantindo a qualidade na assistência clínica.

A Figura 2.3 apresenta os principais objetivos da gestão de caso, segundo Mendes (2011).

Figura 2.3 – Objetivos da gestão de caso

- Aumentar a satisfação das pessoas e familiares
- Assegurar a continuidade do cuidado
- Ajustar as necesssidades de saúde aos serviços promovidos
- Estimular a adesão ao plano de cuidados e incrementar a autonomia
- Melhorar a comunicação entre os profissionais, pacientes e familiares
- Melhorar a qualidade de vida e a capacidade do autocuidado
- Monitorar o plano de cuidado e a qualidade da atenção

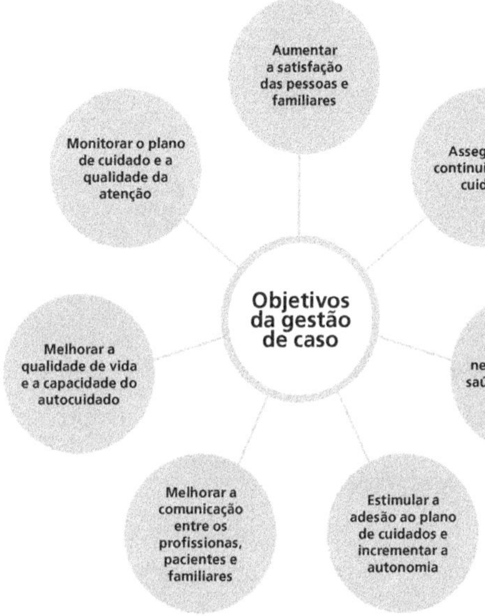

A gestão de casos, inicialmente, identifica os problemas do idoso, para, posteriormente, planejar as ações a serem executadas. É nesse momento que a equipe de gerontologia auxilia a equipe multidisciplinar a receber informações que estão fora da clínica. Isso torna o cuidado completo, considerando os determinantes de saúde, e ajuda a equipe multidisciplinar a definir as complexidades e as prioridades das situações e, assim, encontrar soluções de forma rápida.

É indicado que certos passos sejam seguidos para que haja um completo aproveitamento da gestão de casos. Apontamos, na Figura 2.4, um fluxo de cinco etapas desse processo, iniciando com a seleção de casos e encerrando com o plano de cuidado (Mendes, 2014).

Figura 2.4 – Fluxo de cinco passos para a gestão de caso

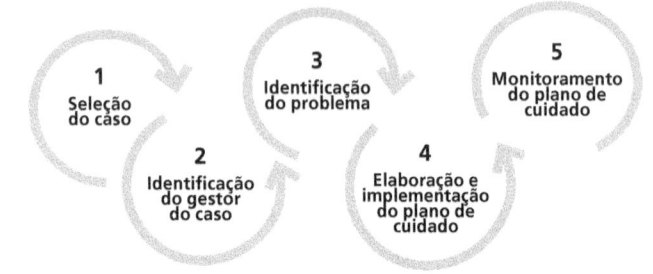

1 Seleção do caso
2 Identificação do gestor do caso
3 Identificação do problema
4 Elaboração e implementação do plano de cuidado
5 Monitoramento do plano de cuidado

O primeiro passo, **seleção do caso**, é definido pelo perfil do idoso. Para a escolha do caso, é necessário avaliar se o idoso:

- é portador de comorbidades;
- faz uso de polifarmácia (Soares, 2019);
- é resistente a aceitar as intervenções prescritas;
- utiliza receptores de tecnologias de alta densidade, como ventilação mecânica, nutrição parenteral, oxigenoterapia domiciliar e outras;
- tem algum nível de dependência física ou cognitiva;
- tem capacidade de exercer o autocuidado;
- enfrenta problemas familiares de maior seriedade;
- está exposto à vulnerabilidade socioeconômica;

- conta com redes de suporte social;
- tem registros de internamento ou entradas hospitalares;
- apresenta algum acometimento de saúde mental;
- é vulnerável ou está exposto a abusos.

Posteriormente, na **identificação do gestor de caso**, consideram-se dois perfis diferentes de gestor: 1) sistema *hands-off*, profissional de saúde que coordena a atenção ao idoso, mas sem envolvimento na prestação dos serviços; 2) sistema *hands-on*, profissional que exerce a coordenação da atenção, cuida da mobilização dos recursos, monitora os resultados e se envolve diretamente na prestação dos serviços (Brasil, 2014).

Para cumprir o terceiro passo, **identificação do problema**, é preciso utilizar um instrumento de coleta de dados. Esse instrumento deve ser aplicado ao paciente, aos familiares, aos cuidadores, aos vizinhos, enfim, a todos aqueles que convivem com o idoso. O instrumento deve avaliar também o prontuário do paciente, fazer um exame físico, verificar a capacidade de autocuidado, analisar o ambiente familiar e domiciliar, bem como identificar o suporte do idoso, incluindo telefone e equipamentos médicos.

Após ter concluído os passos anteriores, é hora de **elaborar e implementar as ações de cuidado**. Nessa etapa, são definidos os objetivos pretendidos no plano de cuidado, cuja implementação é uma função do coordenador do caso. Para a elaboração dessa etapa, é preciso que a família, os cuidadores e os profissionais de saúde estejam presentes, pois, nela, deve constar: o que (e de que forma) deve ser feito; os responsáveis pela execução e pela provisão dos serviços necessários, a meta a ser atingida, o prazo para realização e quando os objetivos devem ser atingidos (Brasil, 2014).

Cumpridos os passos anteriores, chega-se à etapa final, **monitorar o plano de cuidado**. Esse monitoramento pode ser feito de várias maneias: presencial, por telefone, por *e-mail*, por meio do prontuário eletrônico, entre outras possibilidades (Brasil, 2014).

A gestão de casos, quando bem-aplicada, melhora a qualidade de vida dos idosos graças ao controle correto das doenças crônicas. Ela facilita suas atividades diárias e melhora sua capacidade funcional.

Como explicitamos, o gestor de casos tem a função de avaliar a situação geral do idoso e apontar, para o paciente e seus familiares, os caminhos a serem seguidos.

Para saber mais

O artigo escrito por Dalila Teixeira, intitulado "Gestão de cuidados ao idoso dependente: relato de um caso", é uma excelente leitura para se aprofundar a respeito da gestão de caso e conhecer a atuação de outros profissionais.

TEIXEIRA, D. Gestão de cuidados ao idoso dependente: relato de um caso. **Revista Brasileira de Medicina de Família e Comunidade**. Rio de Janeiro, n. 11, v. 38, p. 1-7, jan./dez. 2016. Disponível em: <http://docs.bvsalud.org/biblioref/2018/03/878056/1103-7876-3-pb.pdf>. Acesso em: 22 abr. 2021.

2.4 Gestão do cuidado em gerontologia

Conforme explicamos, a gestão de casos refere-se à elaboração de um plano para cuidado do idoso e visa à melhoria na qualidade de vida desse paciente. Agora, trataremos da equipe para gestão do cuidado gerontológico, com ênfase na atuação do tecnólogo em gerontologia.

Já informamos que, com o envelhecimento, surgem DCNTs que podem aumentar os riscos a que os idosos estão expostos, como acidentes e quedas, o que resultaria em piora da qualidade de vida. Por isso, é necessário que profissionais de diversas áreas da saúde façam o acompanhamento do estado desse idoso, tornando-se uma equipe multiprofissional, composta por cuidadores, médicos, enfermeiros e técnicos de enfermagem, nutricionistas, gerontólogos, fisioterapeutas e outros, que podem atuar tanto na residência desse paciente quanto em demais locais adequados ao atendimento.

O trabalho dos profissionais que atendem esse público visa à prevenção de doenças nos casos de idosos que mantenham uma vida ativa e saudável ou à proposição de procedimentos para serem realizados com idosos em situações de dependência ou debilidade (Pereira; Mata; Pimentel, 2012).

As demandas relacionadas ao cuidado com o idoso incluem a assistência à saúde propriamente dita e as questões operacionais e de gestão, como compreender e gerenciar as necessidades desse paciente. De forma geral, a gestão do cuidado ao idoso envolve as ações indicadas no esquema da Figura 2.5.

Figura 2.5 – Ações para gestão do cuidado ao idoso

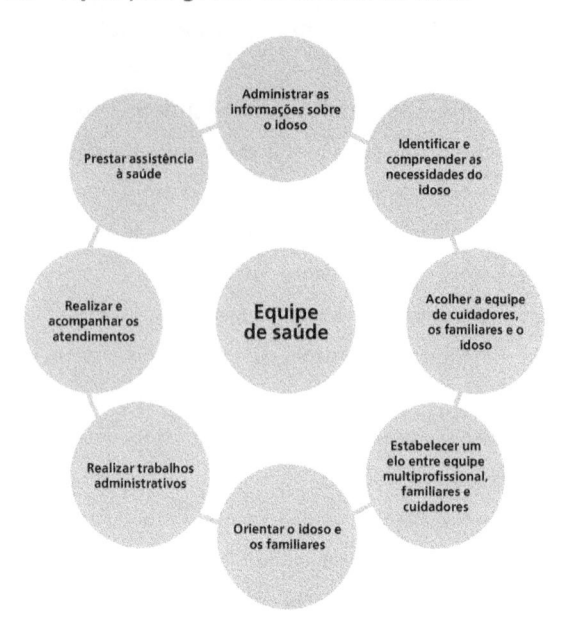

Equipe de saúde:
- Administrar as informações sobre o idoso
- Identificar e compreender as necessidades do idoso
- Acolher a equipe de cuidadores, os familiares e o idoso
- Estabelecer um elo entre equipe multiprofissional, familiares e cuidadores
- Orientar o idoso e os familiares
- Realizar trabalhos administrativos
- Realizar e acompanhar os atendimentos
- Prestar assistência à saúde

O profissional que atua no cuidado ao idoso precisar ter a sensibilidade de, além de ofertar o suporte de que ele necessita, orientar e dar apoio a seus familiares. Como já defendemos, o cuidado humanizado vai além do atendimento aos aspectos biológicos, ele abrange a atenção às necessidades psicológicas, espirituais e sociais do envelhecimento (Melo; Lima-Silva; Cachioni, 2015).

É fundamental compreender que o cuidado não exclusividade dos profissionais da enfermagem e afins; todos que estão à volta do idoso são responsáveis por propiciar seu bem-estar, incluindo a família, os amigos e o cuidador.

O tecnólogo de gerontologia faz parte desse grupo que auxilia as famílias que optam pela contratação de profissionais para cuidar do idoso. Esse profissional tem a missão de auxiliar na orientação e no apoio à família, contribuindo para: a redução dos desgastes emocionais; o envolvimento dos familiares no processo de envelhecimento; e a resolução de problemas relacionados ao atendimento (Piovezan; Bestetti, 2012). Além disso, esses profissionais podem instruir as famílias a proporcionar um ambiente agradável e mais seguro aos idosos, que favoreça sua autonomia, mas sem riscos de acidentes. Isso é de extrema importância porque, nessa fase da vida, algumas funções físicas ou funcionais podem estar prejudicadas.

Na Figura 2.6, indicamos as áreas a que as funções desse profissional estão relacionadas.

Figura 2.6 – Esferas da vida do idoso impactadas pela atuação do gerontólogo

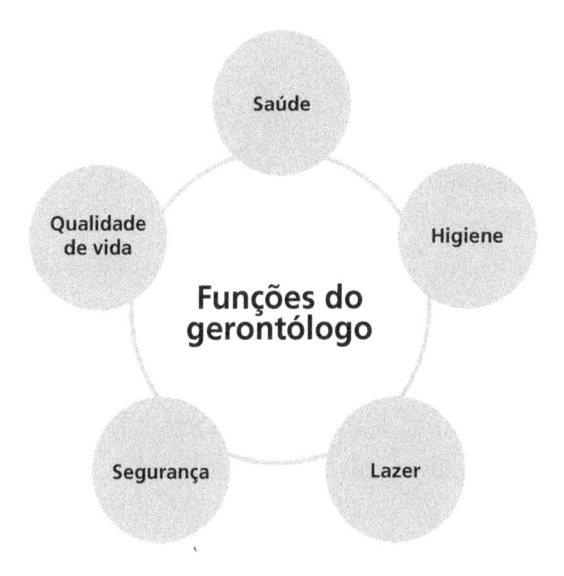

Funções do gerontólogo:
- Saúde
- Higiene
- Lazer
- Segurança
- Qualidade de vida

Como se pode notar, a atuação do tecnólogo em gerontologia não está restrita à integração da família/idoso e demais membros da equipe de cuidados. Esse profissional ajuda na promoção do bem-estar no que se refere ao cuidado com o idoso. Ele pode realizar atividades que seriam assumidas pela família, como agendamento de consulta médica e cabeleireiro, por exemplo, mas também pode sugerir adequações no ambiente para mais segurança do paciente (Piovezan; Bestetti, 2012).

Todo o processo de gerenciamento do cuidado somente tem início após a avaliação gerontológica, na qual são investigados as demandas e os problemas nas áreas psicossocial, econômica, legal e de saúde, para, então, se traçar o plano de cuidado.

2.5 Linhas de cuidados para o idoso

Quando não está organizado em rede de atenção, o sistema público de saúde não tem a capacidade de atender a todas as demandas da população idosa. A organização da rede de atenção ao idoso hierarquiza os diversos pontos de atenção e contribui para sua integração com outras redes, como a rede de atenção à urgência/emergência. Isso proporcionaria a integração dos cuidados conforme propõem os modelos de saúde mais modernos, entre eles o já citado MACC.

Nesses modelos de saúde, existem linhas de cuidados que promovem educação em saúde com vistas a prevenir doenças evitáveis e promover cuidado precoce e reabilitação para os agravos já instalados. Essas ações facilitam a identificação de riscos e auxiliam a reabilitação precoce (Oliveira et al., 2016).

Uma das propostas de modelo viável para atenção ao idoso é composta de cinco níveis hierárquicos: 1) acolhimento; 2) núcleo integrado de cuidado; 3) ambulatório geriátrico; 4) cuidados complexos de curta duração; 5) cuidados complexos de longa duração.

Na Figura 2.7, detalhamos todos os níveis relacionados ao grau de complexidade: os três primeiros fazem referência ao nível leve de cuidados e os dois últimos ao mais pesado, de alto custo (Oliveira et al., 2016).

Figura 2.7 – Relação entre níveis de complexidade e cuidados para o idoso

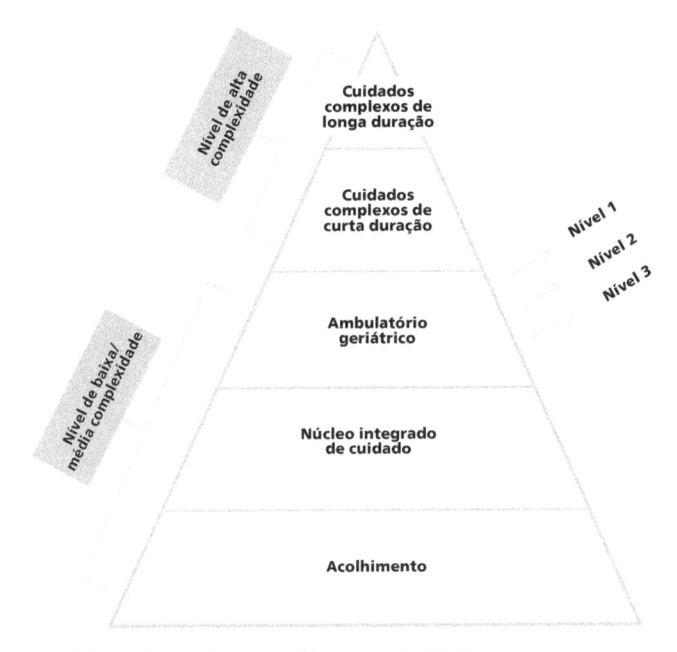

Fonte: Elaborado com base em Oliveira et al., 2016.

A base da pirâmide foca no **acolhimento**, pois é o nível de recebimento das famílias, ou cuidadores, e dos idosos no sistema. Nesse nível, ocorre a apresentação, de forma individual, do modelo de assistência à saúde e dos serviços que oferece.

Nessa fase, também é feita a avaliação do paciente e é elaborado o plano de cuidado a ser utilizado, considerando-se suas fragilidades e promovendo-se, assim, o cuidado integral, por meio da prevenção de doenças e seus agravos e da promoção da saúde.

Após o acolhimento, o idoso é direcionado ao segundo nível, **núcleo integrado de cuidado**, em que é feita uma avaliação gerontológica. De acordo com sua necessidade, ele será encaminhado para o ambulatório (nos casos de idosos com patologia de baixa complexidade), para o centro de convivência, para o suporte substitutivo, ou centro-dia. Esses serviços são necessários para viabilizar o acesso a todos os níveis dessa pirâmide. Nesse momento, ocorre a triagem epidemiológica para identificar características operacionais e riscos, priorizando o atendimento conforme a necessidade (Veras; Caldas; Cordeiro, 2013).

O terceiro nível da pirâmide, **ambulatório geriátrico**, se refere à atenção domiciliar ou ambulatório, para atendimento especializado a idosos fragilizados ou que apresentam síndromes geriátricas. Nessa etapa, inicia-se o atendimento de maior complexidade, que necessita de acompanhamento multiprofissional. A essa equipe incumbe fazer uma avaliação geriátrica ampla, para elaborar o diagnóstico mais preciso, a fim de promover um resultado mais efetivo (Veras, 2016).

O atendimento domiciliar, nessa etapa, é visto como uma atenção substitutiva, ou complementar, àquelas já realizadas. Ela tem o objetivo de promover a saúde e a prevenção de doenças, bem como a reabilitação do paciente, mas visando à continuidade do atendimento do idoso na rede de atenção. Por isso, a atenção domiciliar é subdividida em três níveis:

- **Atendimento domiciliar nível 1**: É destinado a idosos com dificuldade de locomoção. Nesse nível, as consultas são realizadas na residência do paciente, visando à acessibilidade do idoso à assistência.

- **Atendimento domiciliar nível 2**: Abrange para as situações de reabilitação pós-fratura, tratamento de feridas e intercorrências que demandam atenção após internação hospitalar, são casos cujo procedimento pode ser realizado no domicílio.
- **Atendimento domiciliar nível 3**: Envolve situações mais complexas, que necessitam de estrutura de internação em domicílio.

O penúltimo nível, **cuidados complexos de curta duração**, corresponde aos casos de emergência, hospital-dia, unidade de cuidado paliativo e serviços hospitalares. Esse nível faz a assistência preventiva visando reduzir a progressão e as complicações de uma doença, proporcionando a reabilitação. Nesse nível, encontram-se os hospices, locais destinados a pacientes em fase terminal com curto período de internação.

O último nível da pirâmide é o mais complexo de todos, **cuidados complexos de longa duração**, e envolve as instituições de longa permanência para idosos (Ilpi), residência assistida e unidade de reabilitação (Veras, 2016).

Síntese

Neste capítulo, abordamos diversos aspectos da complexidade da atenção da gestão em gerontologia. Explicamos que, para atuar nessa carreira, é necessário compreender o envelhecimento humano e considerar a diversidade de condições inerentes a esse ciclo de vida. Citamos o modelo ideal de uma rede integrada com gerenciamento de casos, item fundamental para uma melhora na qualidade de vida do idoso.

Por fim, destacamos que a gestão em gerontologia contribui para a prevenção de doenças, possibilitando que o envelhecimento não afete as atividades, a independência e o bem-estar do idoso.

Questões para revisão

1. Considerando as três dimensões em que a gestão em gerontologia está ancorada para a operacionalização dos serviços à população idosa, analise as proposições a seguir:
   I) A microgestão refere-se às políticas públicas e programas de saúde voltados para a população idosa.
   II) A mesogestão visa a orientar os processos de recursos humanos, materiais e institucionais.
   III) A macrogestão coordena os processos e fluxos de atendimentos relacionados ao idoso e seus familiares.

   Agora, assinale a alternativa que apresenta todas as proposições corretas:

   a) I e II.
   b) II.
   c) II e III.
   d) I, II e III.
   e) III.

2. A respeito dos níveis hierárquicos para atenção ao idoso (acolhimento, núcleo integrado de cuidado, ambulatório geriátrico, cuidados complexos de curta duração e cuidados complexos de longa duração), relacione as colunas a seguir:

1) Nível 1 – Acolhimento   ( ) Fase em que é realizada uma avaliação geriátrica e feito o encaminhamento aos diversos serviços de acordo com a necessidade do idoso.

2) Nível 2 – Núcleo integrado de cuidado   ( ) Nível em que se faz a assistência preventiva visando reduzir a progressão e complicações de uma doença proporcionando a reabilitação.

3) Nível 3 – Ambulatório geriátrico   ( ) Nível de recebimento das famílias e os idosos no sistema.

4) Nível 4 – Cuidados complexos de curta duração   ( ) Nível que envolve as instituições de longa permanência para idosos (Ilpi), residência assistida e unidade de reabilitação.

5) Nível 5 – Cuidados complexos de longa duração   ( ) O atendimento domiciliar, nessa etapa, é visto como uma atenção substitutiva, ou complementar, àquelas já realizadas.

Agora, assinale a alternativa que apresenta a sequência correta de preenchimento dos parênteses, de cima para baixo:

a) 1, 3, 5, 4, 2.
b) 3, 2, 1, 5, 4.
c) 2, 4, 1, 5, 3.
d) 4, 3, 2, 1, 5.
e) 1, 4, 3, 5, 2.

3. As demandas relacionadas ao cuidado com o idoso incluem a assistência à saúde propriamente dita e as questões operacionais e de gestão, como compreender e gerenciar as necessidades desse paciente. Sobre as ações que envolvem a gestão do cuidado com o idoso pela equipe de saúde, analise as proposições a seguir:
    I) Administrar as informações sobre o idoso; identificar e compreender as necessidades do idoso.
    II) Acolher a equipe de cuidadores, familiares e o idoso; orientar o idoso e os familiares.
    III) Estabelecer elo entre a equipe multiprofissional, familiares e cuidadores; acompanhar os atendimentos realizados.
    IV) Realizar a assistência à saúde.

    Agora, assinale a alternativa que apresenta todas as proposições corretas:

    a) I e II.
    b) I, III e IV.
    c) II, III e IV.
    d) III e IV.
    e) I, II, III e IV.

4. O gerenciamento de casos é um processo para diagnosticar, avaliar, planejar, implementar, coordenar e monitorar os serviços e ações de que o paciente necessita, com menor custo-benefício possível, primando pela qualidade. Cite três objetivos do gerenciamento de casos.

5. A gestão de casos é feita, inicialmente, na identificação dos problemas do idoso para planejar as ações. É indicado que uma sequência de cinco passos seja cumprida para que haja o

completo aproveitamento dessa gestão. Quais são esses cinco passos?

Questões para reflexão

1. Acesse o *site* do IBGE e verifique os dados de envelhecimento da população de seu município. Diante dos dados encontrados, responda: Os serviços ofertados em meu município são suficientes para atender a todas as necessidades da população idosa? Em qual deles a carência é maior?

2. Quais são as linhas de cuidado disponíveis para atendimento aos idosos em seu município? Existem linhas de cuidados que promovem educação em saúde voltada à prevenção de doenças evitáveis, cuidado precoce e reabilitação para agravos já instalados?

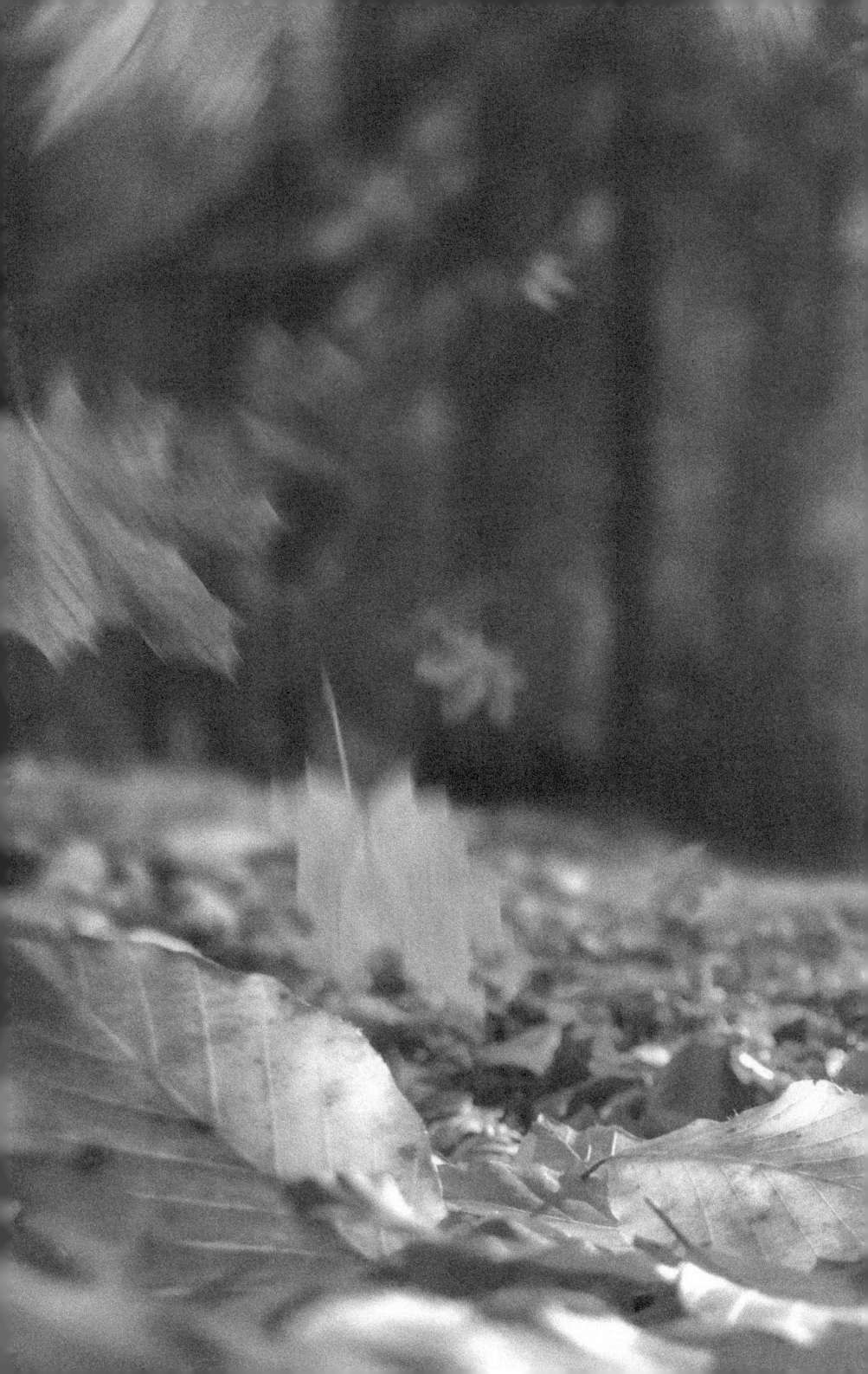

Capítulo 3
Modalidades domiciliar e comunitária de assistência ao idoso

Conteúdos do capítulo

- Responsabilidade e cuidado da família natural e da família acolhedora.
- Modelos de assistência ao idoso.
- Assistência comunitária no âmbito do centro de convivência, da casa-lar e do centro-dia.

Após o estudo deste capítulo, você será capaz de:

1. descrever a assistência domiciliar em diferentes contextos possíveis;
2. especificar a assistência comunitária voltada ao idoso;
3. detalhar as modalidades de atenção em gerontologia e indicar cada uma com base nas necessidades do idoso.

3.1 Modalidade de assistência: conceito e tipos

Para atender ao público idoso, é necessária uma interação entre a família e os profissionais de saúde. Em muitos casos, a família não se prepara para esse momento e, quando se depara com o estado de dependência de um ente idoso, vê-se obrigada a alterar os hábitos e a estrutura normalmente adotados para designar entre os parentes próximos aquele que fará o papel de cuidador, a quem caberá tratar do ancião que demanda atenção. Entretanto, nem sempre é possível fazer essa adequação no âmbito familiar, havendo a necessidade de se contratar um profissional para assumir esse papel ou recorrer a estabelecimentos que forneçam esse serviço.

A Portaria n. 73, da Secretaria de Estado de Assistência Social, Ministério da Previdência e Assistência Social, de 10 de maio de 2001, dispõe sobre as "normas de funcionamento de serviços de atenção ao idoso no Brasil, nas modalidades previstas na Política Nacional do Idoso, e aos desafios que o crescimento demográfico impõe ao país" (Brasil, 2001b).

Em outras palavras, esse instrumento legal estabelece a parceria da Secretaria de Estado de Assistência Social com organizações governamentais e não governamentais e com os ministérios setoriais para a assistência ao idoso nas diferentes modalidades, sempre estimulando a permanência do idoso junto à família e à sociedade. Sendo assim, as instituições de longa permanência devem ser a última alternativa.

A portaria trata ainda das modalidades de assistência (Figura 3.1), pautadas por três fatores: 1) financeiro; 2) social;

e 3) dependência funcional do idoso e classificadas conforme o ambiente operacional (Brasil, 2001b).

Quadro 3.1 – Modalidades de assistência

Modalidade	Instituição ou esfera de atendimento
Domiciliar	▪ Família natural. ▪ Família acolhedora. ▪ República.
Comunitária	▪ Centro de convivência. ▪ Grupos comunitários. ▪ Casa-lar.
Institucional	▪ Residência temporária. ▪ Instituições de longa permanência de idosos (Ilpi).
Hospitalar	▪ Hospital-dia. ▪ Atenção de maior complexidade.

Fonte: Elaborado com base em Brasil, 2001b.

A seguir, abordaremos as modalidades domiciliar e comunitária. A primeira abrange a família natural, família acolhedora e a república; a segunda está relacionada aos centros de convivência e casa-lar.

3.2 Família natural

A família é o primeiro grupo social no qual se dá o desenvolvimento educacional informal mediante o conhecimento dos valores éticos, morais, culturais e humanitários. Por essa razão, as famílias são consideradas a base da organização social (Duarte; Lebrão, 2005).

A estrutura familiar tem forte influência sobre os indivíduos e a sociedade; tanto é assim que as mudanças observadas nas relações afetivas têm alterado a concepção tradicional de família, passando a ser mais plural, democrática e igualitária substancialmente. Hoje, as famílias não são formadas exclusivamente por relações heteroparentais, abrangendo também relações homoparentais, socioafetivas ou biológicas, bem como homoafetivas.

Nas diversas classificações atuais de família, destacamos as seguintes: matrimonial (decorrente do casamento); informal (união estável); homoafetiva (união de pessoas do mesmo sexo); eudemonista (quando a família é constituída apenas pelo vínculo afetivo) e ainda:

> d) Família monoparental: constituída pelo vinculo existente entre um dos genitores com seus filhos, no âmbito de especial proteção do Estado.
>
> e) Família anaparental: decorrente "da convivência existente entre parentes ou entre pessoas, ainda que não parentes, dentro de uma estruturação com identidade e propósito" (Gonçalves; Santos, 2017)

Independentemente de sua estrutura, a família é a base dos indivíduos quando crianças e, durante a terceira idade, essa relação de vínculo volta a ser tão importante quanto na fase inicial da vida. Diante dessa realidade, é importante que o idoso tenha proximidade com os familiares que conviveram com ele ao longo de sua vida, seja na família natural, seja naquela à qual o idoso sente-se pertencente (acolhido).

A autonomia do idoso independente é sempre a prioridade na assistência. Sendo assim, a atenção ao idoso prestada pela família natural deve idealmente ocorrer na comunidade com que sempre conviveu e em seu próprio domicílio (Ricci; Kubota; Cordeiro, 2005). Essa situação é facilmente administrada quando o idoso ou a família dispõem de condições financeiras apropriadas. Já nos casos em que as famílias não conseguem prover o básico ao idoso, é preciso contar com uma suplementação financeira para preservar a autonomia desse ente, por meio de programas sociais. Para que o idoso seja inserido nesses programas, sua residência deve ter condições básicas para o seu bem-estar (incluindo as de caráter sanitário) e ter acesso relativamente fácil à rede de serviços. Além disso, a pessoa idosa tem de aceitar ser acompanhada/monitorada por técnicos que farão análise para prevenção de maus-tratos.

3.3 Família acolhedora

A família acolhedora é a família que se dispõe a receber o idoso de forma provisória, devido à ausência de familiares ou ao impedimento do seu convívio com esse grupo social. Os objetivos do programa incluem restaurar a saúde desse idoso e estimular o reestabelecimento dos laços familiares, bem como tornar viável sua convivência familiar. Além disso, a intenção é acolher e dispensar cuidados individualizados em ambiente familiar e possibilitar a convivência comunitária e o acesso à rede de políticas públicas (Valente, 2012).

A família acolhedora recebe recomendações sobre algumas ações de rotina, como as descritas no Quadro 3.2.

Quadro 3.2 – Ações recomendadas no acolhimento de idosos

Modalidade	Instituição ou esfera de atendimento
Higiene	▪ Garantir banho diário. ▪ Fazer higiene bucal no mínimo três vezes ao dia. ▪ Atentar para a temperatura da água do banho e prestar auxílio caso necessário.
Banho no leito	▪ Preparar todo o material necessário. ▪ Iniciar pela cabeça e utilizar pouco sabonete. ▪ Higienizar as costas com o idoso deitado de lado. ▪ Utilizar hidratante e desodorante.
Exercício físico	▪ Estimular atividade física leve (caminhadas) ou exercícios na própria cama. ▪ Buscar orientação do educador físico ou fisioterapeuta para esta ação, a fim de evitar lesões decorrentes de movimentos inadequados.
Alimentação	▪ Estimular a redução do consumo de sódio e de açúcar. ▪ Oferecer alimentação balanceada com frutas, verduras e cereais. ▪ Garantir ingesta hídrica adequada. ▪ Estimular baixa ingestão de gorduras.
Recomendações sobre o sono	▪ Auxiliar na manutenção de hábitos saudáveis. ▪ Evitar produtos como: cafeína, álcool e tabaco. ▪ Proporcionar refeições com antecedência mínima de 2 horas em relação ao horário de dormir. ▪ Evitar a ingesta de líquidos antes de dormir. ▪ Cuidar da iluminação no período noturno.
Tratamento de saúde	▪ Seguir a prescrição médica. ▪ Administrar os medicamentos nos horários corretos. ▪ Fazer acompanhamento médico. ▪ Manter a vacinação em dia.
Sexualidade e envelhecimento	▪ Proporcionar a manutenção da vida sexual regular. ▪ Prevenir infecções sexualmente transmissíveis e orientar o uso de preservativos.

(continua)

(Quadro 3.2 – conclusão)

Modalidade	Instituição ou esfera de atendimento
Prevenção de acidentes domésticos	▪ Retirar tapetes, capachos, obstáculos (fios elétricos, brinquedos etc.). ▪ Manter iluminação máxima. ▪ Instalar barras de segurança no banheiro. ▪ Instalar corrimãos nas escadas e piso antiderrapante.

Fonte: Elaborado com base em Santa Catarina, 2009.

A família acolhedora pode receber idosos independentes/autônomos ou não (com limitação física).

Para se tornar uma família acolhedora, é preciso se cadastrar na Secretaria de Ação Social, assumindo a responsabilidade de prestar cuidados a idosos em sua residência. Como forma de incentivo e para auxiliar no custeio dessa ação, já que a família será responsável pelo cuidado integral do idoso, custeando as demandas materiais e assumindo a responsabilidade da inclusão social desse individuo, as famílias acolhedoras recebem um auxílio financeiro procedente da esfera municipal (Valente, 2012).

Para ser aceita como família acolhedora, a família cadastrada precisa cumprir alguns critérios, quais sejam:

- concordância e ciência de todos os moradores da residência;
- residir há mais de dois anos em moradia fixa no município em que pretende se cadastrar;
- não ter antecedentes criminais;
- dispor de tempo para dedicar ao acolhido;
- ter boa saúde física e mental e ter um perfil psicossocial favorável;
- manter residência em condições sanitárias adequadas e seguras para um idoso (Amures, s.d.).

Para serem aceitas no programa, além de atenderem aos critérios mencionados, os membros da família acolhedora devem passar por uma avaliação psicossocial que ateste que têm condições de acolher um idoso. Somente após aprovação de todos os membros, a família estará apta a receber o auxílio financeiro, que será classificado de acordo com o grau de dependência do idoso, conforme exposto no Quadro 3.3.

Quadro 3.3 – Classificação da remuneração das famílias acolhedoras

Classificação	Grau de dependência	Valor do auxílio
I	Idosos independentes.	1 salário-mínimo
II	Idosos dependentes de até três atividades de autocuidado para as atividades de vida diárias.	1 salário-mínimo e meio
III	Idosos dependentes de assistência em todas as atividades de autocuidado ou com comprometimento cognitivo.	2 salários-mínimos

Fonte: Elaborado com base em Amures, s.d.

Os relatos de abandono de idosos[1] são muitos e, obviamente, afetam a saúde desses indivíduos. Por isso, esse programa tem por propósito amparar de forma financeira as famílias que acolhem, mas, principalmente, dar um lar a um indivíduo que se encontra vulnerável, visando a seu bem-estar e qualidade de vida.

---

1 Um desses exemplos foi escrito por Paloma Oliveto (2021). No referido texto, a autora compara os danos causados pelo isolamento aos decorrentes do consumo de álcool e cigarro.

> **Para saber mais**
>
> Ministério Público de Santa Catarina. **MPSC apresenta projeto de família acolhedora para idosos.** (2 min 54 s). Disponível em: <https://www.youtube.com/watch?v=tsXpfbbelYY>. Acesso em: 22 abr. 2021.
>
> O vídeo produzido pelo Ministério Público de Santa Catarina aponta as principais características da família acolhedora para quem quer se aprofundar no assunto.

Para se tornar candidato ao acolhimento de uma família, um idoso deve atender a um critério apenas: ter os seus direitos violados ou os vínculos familiares rompidos/fragilizados.

3.4 Assistência/atenção domiciliar e república

A complexidade desse serviço aparece já na nomenclatura, pois *atenção domiciliar* (AD) não é a única forma de denominar esse serviço. A Agência Nacional de Vigilância Sanitária (Anvisa) apresenta outras variações aceitas, como: *assistência domiciliar* e *internação domiciliar* (Brasil, 2006a). Todavia, independentemente do nome que se dê ao serviço, sua definição é única: "é uma forma de atenção à saúde, oferecida na moradia do paciente", a qual é caracterizada pela realização de ações de prevenção de doenças e agravos, ações de promoção, bem como de "tratamento de doenças e reabilitação, com garantia da continuidade do cuidado e integrada à Rede de Atenção à Saúde" (Brasil, 2021). Esse serviço destina-se a uma parcela dos pacientes da saúde pública, na maioria dos casos, idosos frágeis e vulneráveis com agravos de saúde.

Normalmente, as doenças crônico-degenerativas são as principais responsáveis pelo comprometimento da funcionalidade do idoso, o que justifica a admissão desse paciente na AD.

O serviço prestado pela AD pode ser realizado por diferentes equipes de saúde. Nos casos mais graves, os pacientes são acompanhados pelas "equipes multiprofissional de atenção domiciliar (Emad) e de apoio (Emap), do Serviços de Atenção Domiciliar (SAD) – Melhor em Casa" (Brasil, 2021). Essas equipes normalmente são formadas por: enfermeiro, médico, psicólogo, odontólogo, fonoaudiólogo, fisioterapeuta, terapeuta ocupacional, nutricionista e assistente social. Tais profissionais contam com serviços de apoio à diagnose e de terapêutica.

Nas situações mais estáveis, é a equipe de saúde da família (ESF) que faz a assistência. Contudo, é muito comum a presença de um cuidador, formal ou informal. Ressaltamos que essa figura é fundamental para um bom desempenho da assistência à saúde; daí a relevância de se ter cuidado no momento da escolha desse profissional.

Por apresentar um vasto leque de serviços que podem ser utilizados pelas equipes de saúde, a atenção domiciliar engloba:

- **Serviços de diagnósticos** – Abrange inúmeros procedimentos, como coleta de exames laboratoriais, radiografias, eletrocardiograma, oximetria, ecocardiografia, ultrassonografia e *doppler* e sistemas de monitoramento;
- **Intervenções terapêuticas** – Caracterizam-se por transfusão de hemocomponentes, antibioticoterapia, quimioterapia, além de nutrição parenteral e enteral, curativos e acompanhamento de feridas e ostomias, diálise e ventilação mecânica
- **Atenção social** – Abarca atividades básicas diárias como banho, alimentação, higiene pessoal, além de auxílio para

o desempenho de atividades instrumentais, como cuidados com o domicílio;

- **Programas específicos** – Abrangem os cuidados paliativos, cuidados pós-operatórios, bem como cuidados a pacientes psiquiátricos e pacientes crônicos (Mendes et al., 2014).

De forma geral, a atenção domiciliar segue o fluxo detalhado na Figura 3.1.

Figura 3.1 – Fluxo da atenção domiciliar

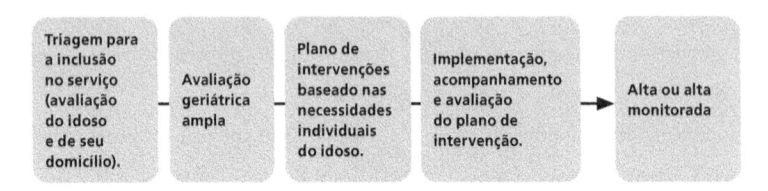

| Triagem para a inclusão no serviço (avaliação do idoso e de seu domicílio). | → | Avaliação geriátrica ampla | → | Plano de intervenções baseado nas necessidades individuais do idoso. | → | Implementação, acompanhamento e avaliação do plano de intervenção. | → | Alta ou alta monitorada |

Os cuidados domiciliares diferenciam-se da assistência e do cuidado realizados nos ambientes hospitalares, principalmente, quanto às questões técnicas, mas também quanto à humanização, à ética e às relações interpessoais. Essas diferenças devem ser consideradas no momento de elaborar o plano de cuidados, para que se obtenha o resultado esperado. Entre os itens que mais interferem nos resultados do tratamento e que, por vezes, são subestimados no momento da elaboração do plano de cuidados são: preceitos éticos; tensão na adaptação ao serviço no momento inicial; empatia; realização de procedimentos; confidencialidade e sigilo das informações de saúde; comunicação (Lacerda et al., 2006).

Ademais, outros itens são de suma importância para a elaboração do plano de cuidados, como a avaliação para as adaptações do espaço domiciliar, dispondo de rampas de acesso, portas adequadas para cadeirantes, degraus com largura adequada, escadas com corrimão, caminhos bem-iluminados e barras de apoio.

Os profissionais que atuam na assistência domiciliar precisam respeitar os costumes e a cultura da família que está em atendimento. O território é do paciente e dos familiares; assim, o profissional deve lembrar que ele está apenas de passagem naquele ambiente e que deve agir com empatia e com uma comunicação humanizada, adotando a escuta ativa para estabelecer uma relação interpessoal com o paciente e os familiares. É consensual que a comunicação ajuda a estabelecer uma relação de confiança entre as partes. Para isso, é preciso agir com ética, respeitando a confidencialidade e o sigilo entre profissional e paciente, além de respeitar a autonomia e a privacidade dos pacientes e de seus familiares (Giacomozzi; Lacerda, 2006).

A assistência domiciliar é uma forma humanizada de cuidado, visto que presta assistência ao indivíduo que está impossibilitado de se dirigir até a unidade de saúde. Tal recurso permite seu contato com os familiares (diferente de um internamento hospitalar) e tem a vantagem de ser implementado no conforto da sua residência, buscando preservar sua capacidade funcional (Anderle et al., 2013).

Por fim, a modalidade república é uma forma alternativa para residência do idoso que é independente. Nesse contexto, a forma de convivência é em grupos, o que propicia a convivência com outros idosos, estimulando a socialização. As condições financeiras das repúblicas ficam sob responsabilidade dos próprios moradores com auxílio de projetos financiados para a atenção à pessoa idosa.

3.5 Centro de conivência ou grupos comunitários

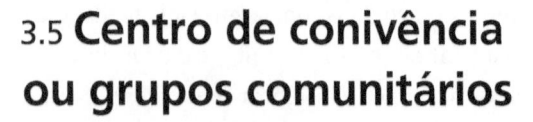

No âmbito da classificação da modalidade da assistência comunitária, encontram-se os centros de convivência, que têm o propósito de realizar ações culturais e sociais, assim como atividades físicas e de lazer. Tais propostas têm o intuito de proporcionar o bem-estar do idoso, prestando a assistência a essa população. Além dos centros comunitários, fazem parte dessa modalidade as casas-lar, que são residências para idosos sem condições financeiras para viver sozinho. Nesse caso, o indivíduo une-se a outros idosos para que os custos das ações para o bem-estar sejam rateados entre todos que ali convivem, como a prestação de serviço das equipes de apoio.

Os centros de convivência, ou grupos comunitários, configuram-se como uma modalidade de atenção que promove a saúde por meio de atividades planejadas, melhorando as relações de convívio entre os idosos e seus familiares. Derhun et al. (2019, p. 2) corroboram com o exposto e mencionam que "o centro de convivência configura-se como uma alternativa de apoio ao cuidado e atua de forma a reduzir a sobrecarga dos familiares de idosos".

Os autores acrescentam que esses locais "configuram-se como instituição promotora de saúde ao ser corresponsável pelo cuidado dos idosos junto à Rede de Atenção à Saúde e às famílias" (Derhun et al., 2019, p. 7). Isso é bastante útil para a restruturação econômica, visto que, enquanto os idosos estão recebendo o cuidado nos centro de convivência – normalmente, quatro dias por semana, por, aproximadamente, quatro horas –, os familiares conseguem se dedicar a engajar-se no mercado de trabalho (Derhun et al., 2019).

Isso evidencia a importância dos centros de convivência e aponta a necessidade de disponibilizá-los à sociedade, principalmente, para aquelas famílias que não têm condições financeiras para custear o envelhecimento saudável e ativo ao idoso que está sob sua responsabilidade.

Normalmente, os centros comunitários são fruto de parcerias entre organizações não governamentais e o governo (em qualquer esfera) – uma das partes proporciona o auxílio financeiro e a outra provê os elementos para a assistência. Comumente, são feitas parcerias com instituições de ensino superior, que oferecem aos idosos atividades de lazer, esportes, educação, cultura, entre outras; o intento é promover a qualidade de vida do idoso por meio do convívio social com outras pessoas (Derhun et al., 2019).

Para que um centro de convivência seja credenciado, é necessária uma equipe multiprofissional, conforme dispõe a Portaria n. 73/2001. Essa equipe é composta dos profissionais elencados na Figura 3.2, a seguir.

Figura 3.2 – Equipe obrigatória regulamentada para centro de convivência

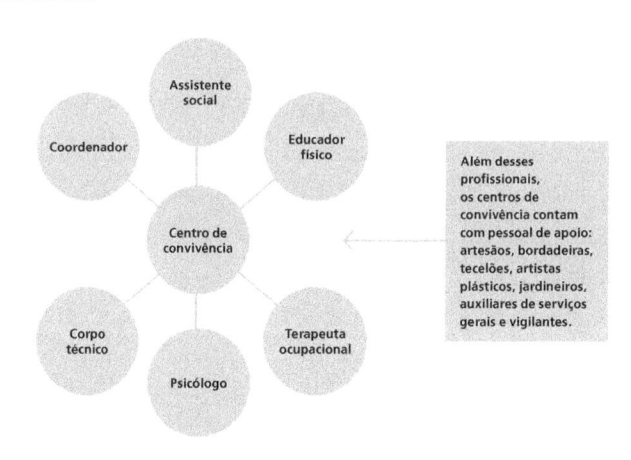

Centro de convivência:
- Assistente social
- Educador físico
- Terapeuta ocupacional
- Psicólogo
- Corpo técnico
- Coordenador

Além desses profissionais, os centros de convivência contam com pessoal de apoio: artesãos, bordadeiras, tecelões, artistas plásticos, jardineiros, auxiliares de serviços gerais e vigilantes.

Fonte: Elaborado com base em Brasil, 2001b.

Conforme mencionamos, a assistência comunitária é dividida em duas esferas: 1) centro de convivência; e 2) casas-lar. Convém, então, tratarmos destas últimas.

A casa-lar é uma modalidade de atenção estruturada por uma residência compartilhada, destinada aos idosos independentes que não estão no convívio familiar e que têm condições financeiras para se manter (Brasil, 2001b).

Essa modalidade de assistência tem como finalidade proporcionar "melhor convivência do idoso com a comunidade, contribuindo para sua maior participação, interação e autonomia" (Brasil, 2001b).

Nesse local, os idosos dividem os custos para manutenção da residência e dividem algumas atividades (manutenção das atividades diárias). Para ser configurado como casa-lar, o ambiente deve manter uma equipe de profissionais como cozinheiro, cuidadores e assistente social, e a gestão deve ser empreendida por ONGs, juntamente com os Ministérios da Previdência e Assistência Social e da Saúde, além de Secretarias Estaduais e Municipais de Saúde, Assistência Social.

O centro comunitário denominado *centro-dia* constitui-se da assistência prestada aos idosos com vínculo familiar, bem como uma residência, cujos familiares, no entanto, não dispõem de tempo para o cuidado em tempo integral.

Os idosos que participam dessa modalidade de atenção são aqueles com algumas limitações para realizar as atividades diárias. Em razão disso, os centros proporcionam atendimento médio de 10 horas diárias (período diurno) para atendimento a necessidades pessoais básicas; atividades terapêuticas; atividades socioculturais (Brasil, 2001b).

Os objetivos dessa modalidade de atenção comunitária são:

Prestar atendimento de atenção aos idosos nas áreas de assistência, saúde, fisioterapia, psicologia, atividades ocupacionais, lazer e apoio sociofamiliar de acordo com as necessidades dos usuários, visando a melhoria de sua qualidade de vida e integração comunitária.

Oferecer ao cuidador do idoso que necessita realizar trabalhos fora do domicílio e/ou necessita também cuidar-se; sem prejuízo do atendimento ao idoso sobre sua responsabilidade. (Brasil, 2001b)

A diferença entre o centro-dia e demais assistências comunitárias está no fato de que, nele, o idoso mantém vínculo familiar e, nas demais modalidades, esse vínculo está enfraquecido ou é inexistente. Essa relação proporciona mais segurança e autonomia ao idoso, resultando em maior socialização e bem-estar.

Como a permanência dos idosos em centros-dia é mais longa (cerca de 10 horas/dias), para que seja possível proporcionar a manutenção da capacidade funcional dos idosos, bem como seu bem-estar, esses locais contam com uma equipe multidisciplinar, que acompanha o dia a dia dos idosos, sendo necessário um rol muito maior de profissionais do que nas modalidades anteriores. Essa equipe é formada por enfermeiros, médicos, fisioterapeutas, psicólogos, fonoaudiólogo, terapeuta ocupacional, pedagogo, assistente social, farmacêutico, odontólogo, nutricionista, gerontólogos e cuidadores (São Paulo, 2014).

Vale ressaltarmos que o idoso não escolhe essa modalidade de assistência, pois, nesse caso, a necessidade é da família devido à falta de condições de cuidar desse indivíduo, durante um período.

Assim, é preciso fazer desse local um ambiente agradável, que respeite as individualidades do idoso, e que o motive a se cuidar.

Também é interessante observar que, apesar dos benefícios desses serviços, eles geram um alto custo para o Poder Público, demandando políticas públicas que atendam a todas as necessidades dos idosos (Garrido; Menezes, 2002).

Síntese

Neste capítulo, abordamos duas modalidades de atenção ao idoso: a domiciliar e a comunitária, ambas divididas em subgrupos, como especificado no esquema a seguir.

Organização das modalidades de atenção ao idoso: domiciliar e comunitária

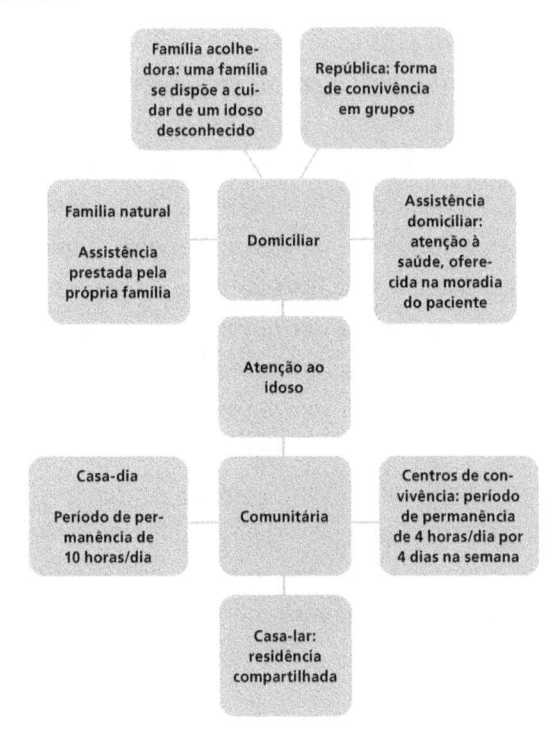

- Atenção ao idoso
  - Domiciliar
    - Família acolhedora: uma família se dispõe a cuidar de um idoso desconhecido
    - República: forma de convivência em grupos
    - Família natural: Assistência prestada pela própria família
    - Assistência domiciliar: atenção à saúde, oferecida na moradia do paciente
  - Comunitária
    - Casa-dia: Período de permanência de 10 horas/dia
    - Centros de convivência: período de permanência de 4 horas/dia por 4 dias na semana
    - Casa-lar: residência compartilhada

Para cada modalidade de atenção, existem diferentes formas de financiamento que consideram a situação econômica da família e do idoso para que possam ser aceitos nos referidos programas.

A assistência ao idoso, nas modalidades apresentadas, sempre avalia suas necessidades e a melhor opção para garantir tanto quanto possível que ele tenha sua capacidade funcional preservada e sua qualidade de vida seja a melhor possível. Por isso, a atenção domiciliar dispõe de equipes multiprofissionais, que atuam de forma interdisciplinar.

Questões para revisão

1. A Portaria n. 73, de 10 de maio de 2001, dispõe sobre as normas de funcionamento dos serviços de atenção ao idoso no Brasil, nas modalidades previstas na Política Nacional do Idoso. Quais são os ambientes operacionais de assistência ao idoso de acordo com essa portaria?

2. O que é a família acolhedora e quais são os objetivos desse programa?

3. Assinale a alternativa que caracteriza a seguinte definição: "é uma forma de atenção à saúde, oferecida na moradia do paciente", a qual é caracterizada pela realização de ações de prevenção de doenças e agravos, ações de promoção, bem como de "tratamento de doenças e reabilitação, com garantia da continuidade do cuidado e integrada à Rede de Atenção à Saúde" (Brasil, 2021).
   a) Assistência local e internação domiciliar.
   b) Atenção domiciliar e assistência local.
   c) Assistência natural e internação individual.
   d) Assistência domiciliar e internação domiciliar.
   e) Assistência natural e assistência local.

4. A assistência domiciliar é uma forma humanizada de cuidado, visto que presta assistência ao indivíduo que está impossibilitado de se dirigir até a unidade de saúde, permitindo seu contato com os familiares (diferentemente de um internamento hospitalar), e no conforto de sua residência, buscando preservar sua capacidade funcional (Anderle et al., 2013). Analise as afirmativas a seguir sobre a assistência domiciliar e julgue-as como verdadeiras (V) ou falsas (F):

( ) Os profissionais que atuam na assistência domiciliar devem respeitar os costumes e a cultura da família que está em atendimento.

( ) Os cuidados domiciliares diferenciam-se da assistência e do cuidado realizado nos ambientes hospitalares, principalmente, quanto às questões técnicas, mas também quanto à humanização, à ética e às relações interpessoais.

( ) Para a elaboração do plano de cuidados, dispensa-se a avaliação para as adaptações do espaço domiciliar.

( ) Os profissionais devem agir com empatia e prezar pela comunicação humanizada, adotando a escuta ativa.

Agora, assinale a alternativa que apresenta a sequência correta de preenchimento dos parênteses, de cima para baixo:

a) V, V, F, F.
b) F, V, V, V.
c) V, V, F, V.
d) F, F, V, V.
e) V, F, F, V.

5. A assistência comunitária é dividida em duas esferas: centro de convivência e casas-lar. Considerando essas duas esferas, relacione as colunas a seguir:

1. Centro de convivência

2. Casa-lar

( ) Local em que os idosos dividem os custos para manutenção da residência e dividem algumas atividades (manutenção das atividades diárias).

( ) Modalidade de atenção estruturada por uma residência compartilhada, destinada aos idosos independentes que não estão no convívio familiar e que têm condições financeiras para se manter.

( ) Fruto de parcerias entre ONGs e governo (em qualquer esfera), em que uma parte proporciona o auxílio financeiro e a outra provê os elementos para a assistência.

( ) Modalidade de atenção que promove a saúde por meio de atividades planejadas melhorando as relações de convívio entre os idosos e seus familiares.

Agora, assinale a alternativa que apresenta a sequência correta de preenchimento dos parênteses, de cima para baixo:

a) 1, 2, 1, 2.
b) 2, 1, 1, 2.
c) 1, 2, 2, 1.
d) 2, 2, 1, 1.
e) 1, 1, 2, 2.

Questão para reflexão

1. Quais são os principais desafios da gestão da atenção ao idoso para implementar ações viáveis visando à saúde e ao bem-estar do idoso e de sua família? O idoso tem autonomia para decidir se deseja a atenção domiciliar em vez da internação hospitalar, ou cabe à família decidir?

Capítulo 4
Modalidades institucionais de assistência ao idoso

Conteúdos do capítulo

- Conceitos e funcionamento das instituições de longa permanência.
- Conceito e funcionamento de hospital-dia.

Após o estudo deste capítulo, você será capaz de:

1. identificar as modalidades de assistência ao idoso;
2. distinguir a rede de atenção ao idoso em instituições de longa permanência e em hospitais-dia.

4.1 Residência temporária

As modalidades institucionais hospitalares de assistência ao idoso estão sujeitas às legislações sanitárias vigentes, que são regulamentadas pela Agência Nacional de Vigilância Sanitária (Anvisa). A Anvisa coordena o Sistema Nacional de Vigilância Sanitária, do qual participam as vigilâncias sanitárias estaduais e municipais, em um trabalho coordenado.

A residência temporária é uma modalidade de assistência ao idoso conceituada como um local que atua com sua internação por um período máximo de 60 dias. Para ser aceito nessa modalidade, o idoso precisa apresentar algum grau de dependência e necessitar de cuidados biopsicossociais sistematizados (Brasil, 2001b).

Essa modalidade de assistência é ofertada tanto no serviço público quanto no privado. Seu principal público é o idoso que, por diversas vezes, recebeu a alta hospitalar, mas não tem condições de ir para a casa, retornar ao cotidiano pela necessidade de cuidados especializados. Também destina-se ao "idoso que pertence a uma família que se encontra em situação de vulnerabilidade e de sobrecarga física, financeira ou emocional (situações de doença, estresse, falecimento do cuidador)" (Brasil, 2001b).

Os objetivos da residência temporária são:

- ofertar moradia provisória adequada às necessidades do idoso;
- proporcionar cuidados específicos à necessidade do idoso;
- promover serviço para reabilitação do idoso;
- oferecer apoio à família que está com sobrecarga temporária;
- auxiliar a família com consultoria para atender o idoso após seu retorno ao lar.

Normalmente, as residências temporárias têm os seguintes custos para sua manutenção: alimentação; materiais de limpeza e higiene; materiais de segurança; medicamentos; equipamentos de saúde; transporte dos idosos e/ou familiares; materiais para lazer; salários do pessoal administrativo, de cuidadores e equipe multidisciplinar de saúde, abrangendo atividades de hotelaria, lavanderia, nutricional, assistência médica, atividades de lazer etc.

Para a abertura de um espaço como esse, é preciso seguir as normas da Associação Brasileira de Normas Técnicas (ABNT) especificadas na NBR 9050 e da Portaria n. 810, de 22 de setembro de 1989, do Ministério da Saúde (Brasil, 1989), bem como "atender à legislação municipal vigente (Plano Diretor, Código de Edificações, Normas de Prevenção de Incêndio e outras)" (Brasil, 2001b).

Todas as normas regulamentadas para abertura de uma residência temporária devem ser, obviamente, consideradas, porém, há que se considerar também a humanização do atendimento. Dessa forma, o ambiente deve propiciar a melhor qualidade de vida possível aos moradores, contando com área verde agradável, facilidades de locomoção para os idosos que tenham problemas de mobilidade, locais com iluminação e ventilação externa, ambientes com cores agradáveis. Além disso, é recomendável permitir que os idosos personalizem seus quartos com fotos, plantas e objetos pessoais, pois, embora seja uma permanência temporária, o sentimento de pertencimento ao local é tão essencial quanto manter vivo o vínculo familiar e com seu lar (Brasil, 2001b).

Ressaltamos que essa residência temporária não é um local de afastamento/isolamento dos idosos; assim, é necessário propiciar sua interação com a comunidade do entorno desse local.

4.2 Instituições de longa permanência

As instituições de longa permanência para idosos (Ilpi) são instituições governamentais ou não governamentais, "criadas com a finalidade de servir de domicílio coletivo para pessoas com idade igual ou superior a 60 anos, com ou sem suporte familiar, em condição de liberdade, dignidade e cidadania" (Anvisa, 2005).

As Ilpis têm origem nos asilos, que eram destinados à população carente, pois as políticas públicas não atendiam à demanda desses indivíduos. Diferentemente dos antigos asilos, as atuais instituições de longa permanência atuam para proporcionar mais qualidade de vida ao idoso, por meio do resgate de recordações, tratamento integral da saúde e socialização.

De acordo com a Classificação Nacional de Atividade Econômica (CNAE), as Ilpis recebem duas classificações conforme Camarano e Kanso (2010):

1. **Asilos** – Classificação que abarca os asilos, as casas para velhice com alojamento, as Ilpis e as residências protegidas destinadas à assistência social a idosos, em regime de internato.
2. **Clínicas e residências geriátricas** – Classe em que se enquadram as casas de repouso para pacientes idosos em regime de internato, que necessitam de assistência médica, de enfermagem e demais serviços de apoio terapêutico.

A RDC n. 283, de 26 de setembro de 2005, dispõe que as Ilpis são responsáveis pelo idoso que está sob seu acolhimento, cabendo a essas instituições segundo a Anvisa (2005):

- proporcionar os direitos civis, econômicos, políticos e sociais a seus moradores;
- não obstar a liberdade dos idosos, permitindo que saiam da Ilpi e retornem sem nenhuma ação punitiva ou algo do gênero;
- preservar a identidade de seus moradores sem padronizá-los, respeitando suas particularidades;
- promover a interação social com os demais moradores e com a comunidade externa;
- estimular a autonomia dos idosos; e
- ofertar atividades de lazer.

Ressaltamos que o plano médico deve prevalecer sobre todas essas recomendações, devendo o idoso ser orientado sobre seus compromissos com relação a sua saúde.

Para que uma Ilpi possa funcionar, são necessários os seguintes documentos segundo a Anvisa (2005):

- alvará sanitário;
- estatuto registrado;
- registro de entidade social;
- regimento interno;
- declaração de responsável técnico.

O alvará sanitário deve seguir o que a Lei Federal n. 6.437, de 20 de agosto de 1977 (Brasil, 1977) estabelece, bem como considerar a comprovação da inscrição de seu programa no Conselho do Idoso, conforme Lei n. 10.741, de 1 de outubro de 2003. O responsável técnico deve ter ensino superior completo. Além desse profissional, as Ilpis devem dispor de cuidadores, conforme o grau de dependência dos idosos:

a. Grau de dependência I: um cuidador para cada 20 idosos, ou fração, com carga horária de 8 horas/dia;
b. Grau de dependência II: um cuidador para cada 10 idosos, ou fração, por turno;
c. Grau de dependência III: um cuidador para cada 6 idosos, ou fração, por turno. (Anvisa, 2005)

As Ilpis devem contar também com:

- um profissional graduado em uma área da saúde para conduzir as atividades de lazer (para cada 40 idosos, um profissional com carga horária de 12 horas semanais);
- profissionais para lavanderia e limpeza;
- profissionais responsáveis pelas refeições, que devem ser adequadas para os moradores;
- uma equipe multiprofissional de saúde, com médicos, enfermeiros, farmacêuticos, psicólogos e assistentes sociais.

Além da contratação desses profissionais é preciso que a instituição forneça educação permanente na área de gerontologia, para aperfeiçoamento dos colaboradores (Anvisa, 2005). O perfil dos idosos direcionados às Ilpis vem se alterando nos últimos anos. Em 2004, a faixa etária era de 66 anos e, atualmente, é 64 anos; a capacidade funcional sofreu uma redução expressiva, de 2004 para 2014, dos idosos independentes e semidependentes e um aumento de 4% nos casos de dependência total. A mesma situação se observa "quanto ao uso de cadeiras de rodas, que subiu de 28,8 para 51,6%" (Souza; Martins, 2016, p. 1).

Os problemas de saúde mental dos residentes também têm apresentado expressivo aumento ano após ano, visto que os idosos que buscam a institucionalização apresentam, cada vez mais, quadros depressivos. Para minimizar essas situações, as Ilpis dispõem de profissionais cujo trabalho se volta à ressocialização do idoso e à melhora na qualidade de vida do morador. Por isso, ofertam serviços psicogerontológicos que abrangem a atividades para elevação de autoestima e sentimento de pertencimento na instituição e na sociedade.

As intervenções psicogerontológicas buscam estimular a competência adaptativa do idoso em três dimensões: (1) cognitiva, (2) emocional e (3) comportamental.

A **cognitiva** refere-se à capacidade de resolver problemas; a **emocional**, à habilidade de lidar com dificuldades; e a **comportamental** está atrelada ao desempenho e à competência social. Para que esse trabalho obtenha sucesso, é preciso que a Ilpi disponha de atendimentos individuais e em grupo, promovendo a socialização, mas respeitando as particularidades do indivíduo.

As oficinas são outra forma de promover a ressocialização, já que essas atividades auxiliam na melhora da capacidade funcional e cognitivo-emocional, por meio de: **atividades físicas**, como dança, alongamento, ginástica, caminhada; **atividades cognitivas**, com exercícios de memória, idioma, informática e palestras; **atividades ocupacionais**, exemplificadas por tricô, crochê e artesanato; **atividades recreativas**, como participação em coral e bingo; e **atividades socioculturais**, como teatro e cinema.

Destacamos, ainda, a importância das **oficinas reabilitadoras**, direcionadas aos indivíduos com mais de 60 anos com limitações funcionais e/ou *deficit* cognitivo. Essas oficinas têm a finalidade de estimular a plasticidade cognitiva, sendo realizadas, normalmente, em grupos fechados. Estas não se diferenciam em essência das demais oficinas, pois envolvem atividades físicas, cognitivas e ocupacionais. A diferença está nos exercícios aplicados: na atividade física da oficina reabilitadora, os exercícios são ginástica especializada e relaxamento; nas atividades cognitivas, os exercícios são de sensibilização; nas ocupacionais, as atividades são variadas.

Existem outras atividades aplicadas a esses grupos, como a chamada *reminiscência*, que busca trabalhar lembranças, sensibilização, integração pessoal; e as **atividades matinais**, que se referem a ideias positivas, reflexão, vivências afetivas. Também é válido citar o exercício de solução dos problemas por meio de acolhimento individual e grupal e meditação. As oficinas para acolhimento dos idosos recém-chegados duram, em média, de três a seis meses, conforme a adaptação emocional do idoso.

Além desses quadros clínicos, é muito comum que os idosos apresentem: doenças crônico-degenerativas, doenças físicas, vulnerabilidade social, condições precárias de saúde, deficiências cognitivas graves e estágios terminais de patologias.

A institucionalização do idoso proporciona melhoras em todos os quadros clínicos mencionados, devido ao tratamento integral a ele ofertado. Esses locais tornaram-se uma opção de cuidado para idosos fragilizados que necessitam de apoio para realizar as atividades básicas da vida, e, principalmente, na assistência à saúde. Afinal, muitos necessitam de equipamentos de saúde, como ventiladores artificiais, alimentação enteral e parenteral, e outros procedimentos que antes eram somente realizados no ambiente hospitalar.

Independentemente dos cuidados recebidos nesse ambiente, muitos se queixam do abandono familiar. Salientamos que não são raros os casos de idosos institucionalizados justamente por já estarem em situação de abandono; nesses casos, a Ilpi funciona como internato, sendo avaliada a cobrança de taxa para um período predeterminado.

4.2.1 Estrutura física das Ilpis

Os espaços físicos das Ilpis devem ser humanizados, a fim de criar um ambiente acolhedor e seguro. Por isso, é preciso dispor de:

- **espaços verdes**, como jardins e bosques, para estimular os idosos à prática de atividades como caminhadas e exercício físicos ao ar livre;
- **iluminação adequada**, com luz natural e artificial, atentando-se para o fato de que a presença de sombras projetadas por imagens pode confundir os idosos;
- **ventilação adequada**;
- **espaços de circulação e deslocamento amplos**, com corrimãos e rampas, já que vários idosos necessitam se locomover com apoio ou usando cadeira de rodas.

A permissão para os idosos manterem objetos pessoais é essencial, pois o ajuda a manter o vínculo com seu lar, proporciona conforto e auxilia no laço familiar.

Esses locais devem também ofertar uma área de lazer/espaço de convivência, para propiciar a interação social e a ambientação dos idosos.

4.3 Hospital geral/especializado e serviço pré-hospitalar

O ambiente hospitalar é destinado à realização de exames de diagnóstico, prestação de cuidados médicos emergenciais, realização de procedimentos cirúrgicos e intensivos, entre outras atividades. O público mais frequente em ambientes hospitalares são os idosos, conforme expõe Bakerjian (2018, p. 1):

Em 2011, cerca de 20% das pessoas com 65 a 74 [anos] de idade e 27% das pessoas com ≥ 75 anos passaram pelo menos uma vez pelo serviço de emergência. Os idosos tendem a ser mais enfermos. Mais de 40% dos pacientes idosos atendidos no serviço de emergência são internados no hospital; 6% vão para UTIs. São prescritos novos fármacos para mais de 50% deles.

Ainda de acordo com a autora, os idosos recorrem aos serviços hospitalares por não terem um cuidador ou um plano de cuidado, o que o estimula a substituir a atenção primária pelo hospital. Esse atendimento hospitalar, quando desnecessário, gera prejuízos para a saúde mental do idoso, pois os serviços de emergência não oferecem estrutura adequada para ele, como "quartos silenciosos, camas mais baixas, travesseiros extras, iluminação indireta" (Bakerjian, 2018, p. 1).

Obviamente, não são todos os idosos que buscam, erroneamente, atendimento de emergência. Na grande maioria dos casos, há a real necessidade e, quando o atendimento se desdobra em internação, a população idosa tende a permanecer por período quatro vezes maior do que pessoas de outras faixas etárias. Conforme Gornozi e Pires (2006), os principais motivos da admissão do idoso no hospital são:

- emergências médicas, que envolvem condição aguda;
- tratamento básico de cuidados, em decorrência da falta de assistência comunitária;
- alívio do estresse dos cuidadores;
- enfermidades infecciosas, como pneumonias, erisipelas, infecções urinárias e septicemias;
- investigação dos quadros demenciais;
- intoxicação medicamentosa;

- enfermidades que necessitem de reabilitação acompanhadas de outras condições clínicas.

O atendimento hospitalar destinado ao idoso apresenta duas características marcantes: (1) o **custo da assistência**, devido à complexidade dos casos que demandam investigação mais detalhada e maior tempo de internação, e, por isso, utilizam mais recursos hospitalares; e (2) o **elevado número de óbitos** de idosos, também decorrente da complexidade dos casos (Martin et al., 2006).

O atendimento pré-hospitalar, exemplificado pelo Serviço Móvel de Urgência e Emergência (Samu) e demais serviços privados semelhantes, são utilizados mais por idosos do que pelas demais faixas etárias. Isso ocorre pelo motivo que já mencionamos: "o colapso na estrutura social de um paciente idoso frágil", marcado também pela ausência de um cuidador, leva os indivíduos que estão próximos ao idoso a chamarem o serviço pré-hospitalar em vez de levá-lo a um consultório médico (Bakerjian, 2018, p. 1).

Novamente, ressalvamos que, em várias situações, o serviço pré-hospitalar é designado corretamente; nesses casos, os principais motivos estão relacionados às situações de violência e de trauma.

Essa situação de ingresso nos serviços de emergência hospitalar decorrente do uso pré-hospitalar alerta para a comunicação entre os profissionais de saúde, conforme Bakerjian (2018, p. 1):

> A boa comunicação entre os médicos do serviço de emergência e os pacientes, cuidadores, médicos de cuidados primários e membros da equipe de cuidados de longa permanência aumenta significativamente a evolução dos pacientes idosos

com problemas complicados. As diretivas antecipadas devem ser pronta e claramente comunicadas aos médicos do serviço de emergência.

Em virtude da seriedade dos casos tratados na assistência hospitalar, a imobilização ou o confinamento do paciente e a alteração (inserção) frequente de medicações podem provocar efeitos adversos, além de outros impactos para a vida do idoso. Infelizmente, o período de internação costuma terminar com perda funcional do idoso, o que afeta a sua qualidade de vida. Essa realidade é preocupante; dados citados por Bakerjian (2018) apontam que aproximadamente 75% dos idosos considerados independentes no momento da entrada hospitalar, ao receberem alta, são considerados dependentes, necessitando de cuidado nas demais modalidades de assistência: familiar ou comunitária.

Bakerjian (2018) menciona algumas estratégias que podem ser utilizadas para minimizar os danos causados pela hospitalização do idoso:

- **Equipe interdisciplinar de geriatria**: para identificar e atender as necessidades complexas dos pacientes idosos e para observar e prevenir problemas comuns em idosos [...] que podem se desenvolver ou piorar durante a hospitalização
- **Cuidados primários de enfermagem (enfermeira por tempo integral responsável com um paciente em particular)**: para administração do plano de cuidados da equipe, monitoramento da resposta aos cuidados médicos e de enfermagem, assim como para o ensino e aconselhamento dos pacientes, membros da equipe e familiares
- **Mudanças no ambiente hospitalar, muitas vezes feitas por enfermeiros**: por exemplo, transferir os pacientes contestadores para o local próximo ao posto de enfermagem ou trocar os companheiros de quarto

- **Programas de quarto compartilhado com um membro da família:** para prestar cuidados melhores para cada paciente, aliviar os membros da equipe de algumas tarefas de cuidados, acalmar a ansiedade do paciente (especialmente quando tem delirium ou demência) e para permitir que [o] familiar participe ativamente da recuperação do paciente
- **Boa comunicação entre os médicos:** para evitar erros e duplicação de procedimentos de diagnósticos e tratamentos (principalmente fármacos)
- **Documentação do regime terapêutico:** para registrar a indicação para cada novo fármaco, manter uma lista diária de fármacos prescritos e recebidos, e, dessa forma, evitar o uso de fármacos desnecessários e ajudar a evitar interações medicamentosas
- **Diretivas antecipadas:** para documentar as escolhas do paciente em relação aos aspectos legais do tratamento e as decisões sobre cuidados de saúde
- **Mobilização precoce e participação em atividades funcionais:** para evitar a deterioração física devido à diminuição das atividades durante doença e hospitalização
- **Planejamento da alta:** assegurar que os cuidados adequados sejam continuados
- **Unidades de cuidados agudos de idosos (ACE):** para fornecer assistência eficaz para os idosos hospitalizados usando a maioria das estratégias listadas acima

Essas ações são propostas pela autora para serem feitas durante o período de hospitalização dos idosos, visando mais qualidade de vida após a alta.

As ações a serem tomadas após o período hospitalar são determinadas pelas famílias, em conjunto com profissionais da assistência social, podendo envolver demais assistências de cuidado ao idoso, conforme já mencionamos.

4.4 Hospital-dia

O hospital-dia surgiu no Canadá, em meados da década de 1940, com a finalidade de realizar procedimentos rápidos, com previsão de alta em poucas horas. Posteriormente, a Inglaterra definiu o hospital-dia como: "um lugar onde uma tentativa é feita para tornar utilizável, na medida do possível, todo tipo de tratamento intramuro, juntamente com as vantagens desfrutadas pelos pacientes extramuro" (Jorge, 1997, p. 103).

A Portaria MS n. 44, de 10 de janeiro de 2001, regulamenta o hospital-dia no âmbito do Sistema Único de Saúde (SUS), definindo esse serviço como: a "assistência intermediária entre a internação e o atendimento ambulatorial, para realização de procedimentos clínicos, cirúrgicos, diagnósticos e terapêuticos, que requeiram a permanência do paciente na Unidade por um período máximo de 12 horas" (Brasil, 2001). A Agência Nacional de Saúde Suplementar (ANS, 2021) complementa que, no âmbito da assistência mental, esse tipo de instituição "deve abranger um conjunto diversificado de atividades desenvolvidas em até cinco dias da semana, com uma carga horária de oito horas diárias para cada paciente".

A seguir, detalharemos a estrutura física e o pessoal necessário para que um serviço de saúde seja designado como hospital-dia, considerando as dimensões gerais da unidade, da geriatria e das condições e requisitos específicos para realização de procedimentos cirúrgicos, diagnósticos ou terapêuticos, que são as áreas de maior interesse para esta obra.

Quadro 4.1 – Infraestrutura obrigatória para hospital-dia

Área	Condições e requisitos
Unidade (em geral)	▪ Recepção com sala de espera. ▪ Vestiário masculino e feminino. ▪ Garantia de continuidade e assistência após alta ou em decorrência de complicações. ▪ Sanitários para pacientes, acompanhantes e funcionários. ▪ Refeições adequadas durante o período de permanência do paciente.
Procedimentos cirúrgicos, diagnósticos ou terapêuticos	▪ Centro cirúrgico com sala(s) cirúrgica(s) devidamente equipada(s). ▪ Centro de esterilização e desinfecção de materiais e instrumentos. ▪ Condições mínimas para realização do ato anestésico. ▪ Enfermarias masculina e feminina.
Gerontologia	▪ Estrutura assistencial para tratamentos médicos, terapêuticos, fisioterápicos ou de reabilitação. ▪ Planta física adequada para receber o paciente idoso. ▪ Recursos humanos: 1 geriatra; 2 enfermeiros; 7 auxiliares de enfermagem; assistente social e demais profissionais, como nutricionistas, fisioterapeutas e cuidadores.

Fonte: Elaborado com base em Brasil, 2001a, 2017a.

Além dessas dimensões, os hospitais-dia devem oferecer estrutura para assistência à saúde mental, portadores de HIV, fibrose cística e transplante de medula óssea e outros precursores hematopoiéticos (Brasil, 2001a).

O hospital-dia geriátrico (HDG) atende a pacientes de 60 anos ou mais, com o intuito de minimizar os problemas causados pelo internamento (conforme tratamos na seção anterior). Portanto, a assistência é prestada, com menos chances de apresentar iatrogenias decorrentes da assistência durante a internação hospitalar. Com isso, o hospital-dia torna-se uma opção mais segura, saudável e humanizada para o idoso e de menor custo para o serviço de saúde.

O atendimento no hospital-dia é dividido em turnos de quatro horas, sendo matutino e vespertino. Não há diferença com relação às atividades oferecidas; apenas a oferta de refeições passa a ser de duas refeições nos casos em que o idoso permanece no local nos dois turnos. Entre as atividades realizadas, destacam-se: "acompanhamento fisioterápico com reabilitação funcional, acompanhamento de fonoaudiologia com reabilitação da voz, audição, deglutição e psicomotricidade, [...] e orientação familiar, acompanhamento nutricional e social" (Brasil, 1998). A segunda classificação, quando avaliadas as atividades realizadas com os idosos, não difere da modalidade de um turno; mais uma vez, a única diferença está no número de refeições servidas (duas) e o período de atendimento: dois turnos de quatro horas cada.

O hospital-dia é focado na reabilitação funcional; portanto, é indicado para pacientes cujas condições clínicas requerem serviços hospitalares, diferentemente do centro-dia (serviço de assistência apresentado no capítulo anterior), em que as atividades promovidas focam a socialização do idoso. Para que não haja dúvida sobre as atividades realizadas no hospital-dia e no centro-dia, explicitamos suas especificidades na figura a seguir.

Figura 4.1 – Diferença de atividades entre centro-dia e hospital-dia

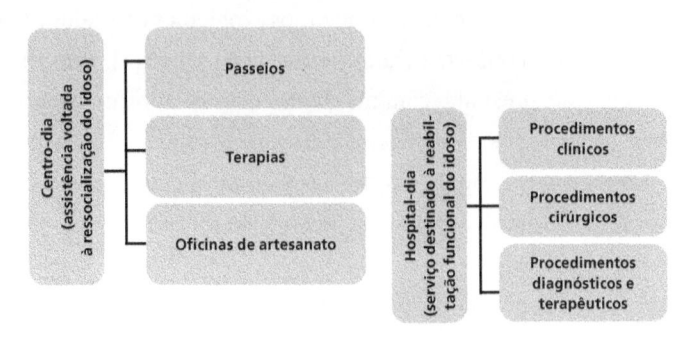

Centro-dia (assistência voltada à ressocialização do idoso)
- Passeios
- Terapias
- Oficinas de artesanato

Hospital-dia (serviço destinado à reabilitação funcional do idoso)
- Procedimentos clínicos
- Procedimentos cirúrgicos
- Procedimentos diagnósticos e terapêuticos

O hospital-dia funciona, basicamente, como um hospital geral, porém com procedimentos destinados a idosos que não necessitam de internação. Os procedimentos e as atividades são realizados durante o período matutino ou vespertino (em algumas situações, no período integral), mas, após esse período, o idoso retorna para sua residência e para os cuidados de seus familiares. Em suma, o hospital-dia é voltado para atender aos pacientes cujas condições clínicas requerem serviços hospitalares, mas que não necessitam de assistência noturna.

Síntese

Neste capítulo, tratamos da modalidade de assistência institucional, dividida entre instituições de longa permanência e residência temporária, e da modalidade hospitalar, que abrange o hospital-dia e o hospital especializado para atendimento ao idoso, conforme esquematizamos a seguir:

Diferença entre atenção ao idoso: institucional e hospitalar

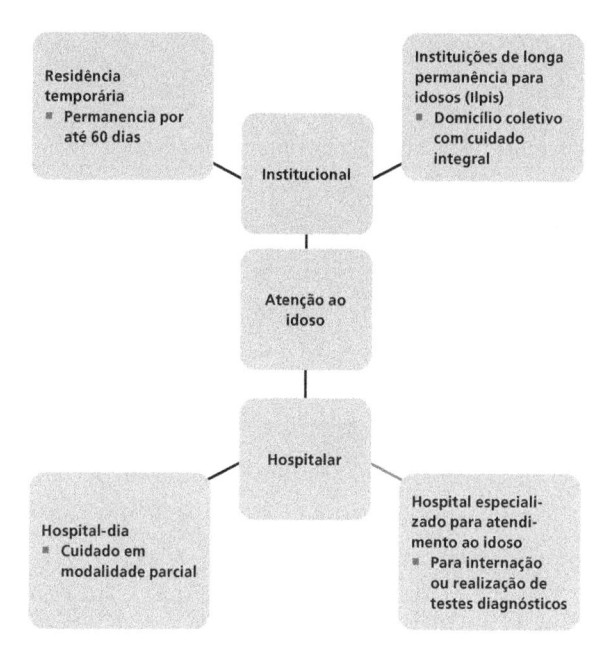

- **Institucional**
  - Residência temporária
    - Permanencia por até 60 dias
  - Instituições de longa permanência para idosos (Ilpis)
    - Domicílio coletivo com cuidado integral

- **Atenção ao idoso**

- **Hospitalar**
  - Hospital-dia
    - Cuidado em modalidade parcial
  - Hospital especializado para atendimento ao idoso
    - Para internação ou realização de testes diagnósticos

Questões para revisão

1. Assinale a alternativa que identifica corretamente o conceito descrito a seguir:

   "são instituições governamentais ou não governamentais, criadas com a finalidade de servir de domicílio coletivo para pessoas com idade igual ou superior a 60 anos, com ou sem suporte familiar, em condição de liberdade, dignidade e cidadania."

   a) Residência temporária.
   b) Instituições de longa permanência.

c) Centro comunitário.
d) Hospital especializado.
e) Hospital-dia.

2. A assistência hospitalar, comumente, provoca perda funcional do idoso, afetando negativamente sua qualidade de vida. As causas dessa perda são a imobilização, o confinamento, o uso de medicações, entre outros procedimentos. Considerando as estratégias que podem ser utilizadas para minimizar os danos causados pela hospitalização do idoso, julgue as afirmativas a seguir como verdadeiras (V) ou falsas (F):
   ( ) Cuidados primários de enfermagem (enfermeira por tempo integral responsável com um paciente em particular).
   ( ) Programa de quarto compartilhado com um paciente que não seja da família.
   ( ) Constância no ambiente hospitalar, observada por enfermeiros.
   ( ) Documentação do regime terapêutico.
   ( ) Mobilização precoce e participação em atividades funcionais.

   Agora, assinale a alternativa que apresenta a sequência correta de preenchimento dos parênteses, de cima para baixo:
   a) F, V, F, F, V.
   b) F, F, V, V, F.
   c) V, F, V, F, F.
   d) V, F, F, V, V.
   e) F, V, F, V, V.

3. Considerando a diferença entre hospital-dia e centro-dia e suas respectivas atividades, relacione as colunas a seguir:

1) Centro-dia
2) Hospital-dia

( ) Procedimentos clínicos
( ) Terapias
( ) Passeios
( ) Diagnósticos terapêuticos
( ) Oficinas de artesanato

a) 1, 1, 2, 2, 1.
b) 2, 1, 1, 2, 1.
c) 1, 2, 1, 2, 2.
d) 2, 1, 2, 1, 2.
e) 1, 2, 2, 2, 1.

4. Para a abertura de uma residência temporária, além de todas as normas regulamentadoras, é necessário considerar a humanização do atendimento. Portanto, o ambiente deve propiciar a melhor qualidade de vida possível a seus moradores. Quais são os objetivos das residências temporárias?

5. As Ilpis dispõem de profissionais que visam auxiliar a ressocialização e a melhora na qualidade de vida do idoso. Por isso, ofertam serviços psicogerontológicos, que se referem a atividades para elevação de autoestima e sentimento de pertencimento na instituição e na sociedade. As intervenções psicogerontológicas pretendem estimular a competência adaptativa do idoso em três dimensões. Quais são elas?

Questão para reflexão

1. Quais as modalidades de assistência ao idoso existem em seu município? Como funcionam esses serviços na localidade?

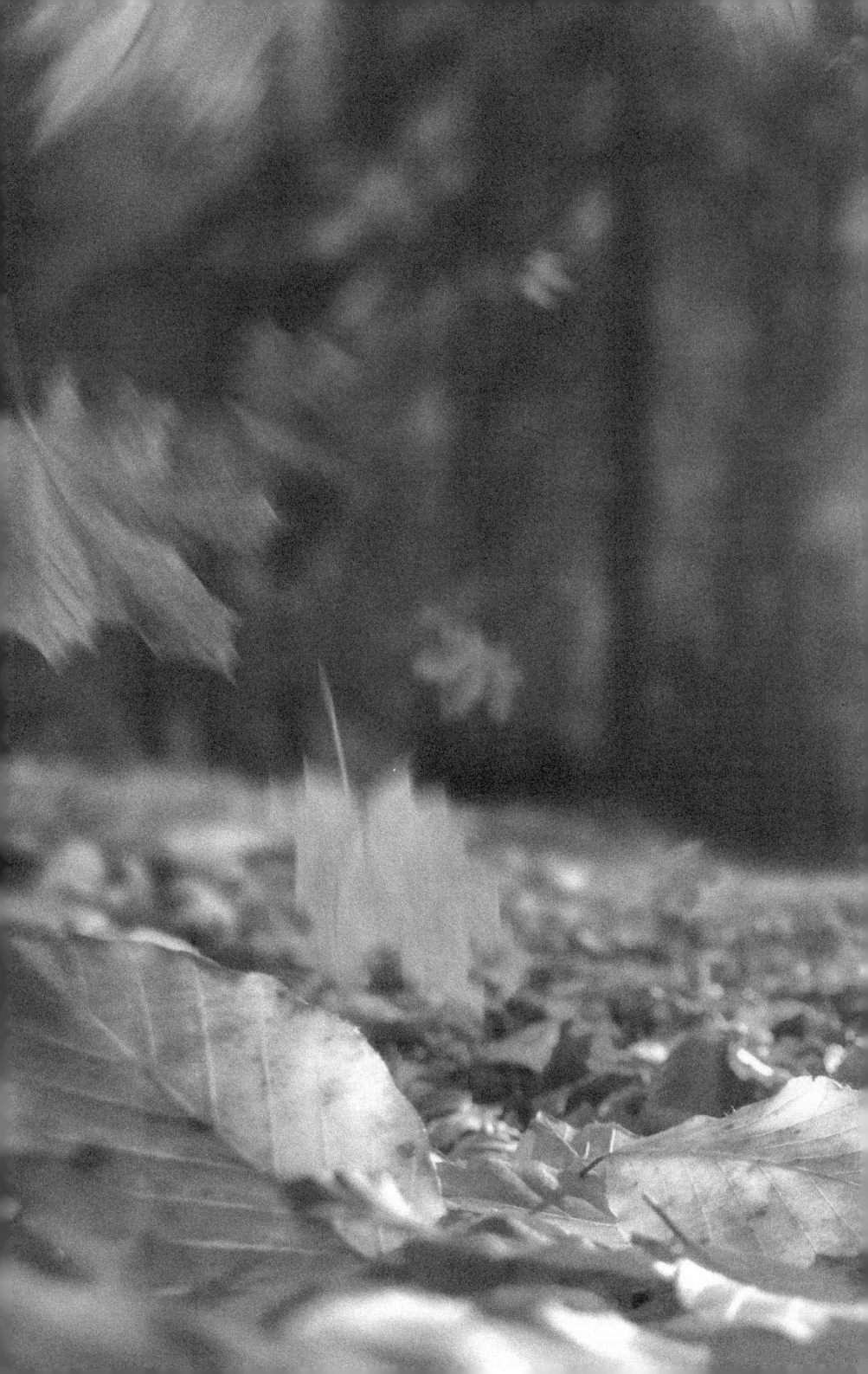

Capítulo 5
Tecnologia e inovação
em gerontologia

Conteúdos do capítulo

- Recusa do processo de envelhecimento.
- Novas tecnologias em prol do antienvelhecimento.
- Ampliação do cuidado com o idoso por meio das novas tecnologias.
- Relação do idoso com as novas tecnologias.

Após o estudo deste capítulo, você será capaz de:

1. conceituar prolongamento da vida e antienvelhecimento;
2. utilizar os avanços biotecnológicos e suas intervenções em gerontologia;
3. descrever a tecnologia assistiva e as novas tecnologias da informação e comunicação em gerontologia.

5.1 Transformação social, prolongamento da vida e o antienvelhecimento

Socialmente, a juventude tem sido altamente valorizada e isso se reflete no mercado de consumo, na indústria cultural e em outros âmbitos. Parte da sociedade ainda não reconhece que a terceira idade também tem seus encantos; por isso, de certa forma, a rejeita. Essa atitude não é apenas dos mais jovens em relação aos mais idosos, mas também entre os que estão vivenciando a senescência. Diante dessa rejeição, a ciência busca novas fórmulas e maneiras de adiar o envelhecimento e, consequentemente, as doenças atreladas a ele, bem como os demais desafios relacionados ao avanço da idade.

Novas tecnologias que pretendem transformar o corpo humano para atender aos desejos e às necessidades pessoais surgem a cada dia. Para alguns, é como se fosse obrigatório chegar à terceira idade fazendo um *upgrade* do corpo, alinhando-o aos "padrões aceitáveis" pela sociedade e transformando-o conforme sua vontade e expectativa.

Entretanto, além de buscar um padrão estético de envelhecimento, a tecnologia tem apresentado inovações voltadas tanto para a manutenção como para a qualidade da vida, possibilitando mais autonomia nas situações de necessidades especiais. Exemplo disso é a ação da tecnologia assistiva (TA), cuja finalidade é ampliar a capacidade funcional dos indivíduos.

Há muitos séculos, a longevidade é um anseio da humanidade. Com o avanço da ciência e com a capacidade que o homem desenvolveu de manipular o corpo humano (no nível molecular e genético), isso tem se tornado uma realidade cada vez mais próxima (Alves, 2014). Essa alteração na forma de envelhecimento se revela como o interesse em decifrar o envelhecimento biológico, ou seja, escolher como será essa fase da vida. Isso não seria estranho se o objetivo não fosse apenas focado em adiar esse processo, já que envelhecer, para muitos, significa o final da jornada (Leitão; Pedro, 2014).

Leitão e Pedro (2014) defendem que o desejo de envelhecer com qualidade de vida e menor incidência de doenças é possível e correto, porém destacam que não se pode tentar pular essa fase da vida por meio da ciência e das tecnologias. Afinal, a longevidade proporcionada pelas novas tecnologias não é capaz de garantir um prolongamento de vida com qualidade.

Contribuem para a busca do prolongamento da vida diversas áreas, como gerontologia, medicina, tecnologia, entre outras, que procuram, das mais variadas formas, a prevenção, o retardo e, até mesmo, a reversão do envelhecimento. Além dos profissionais de saúde e cientistas, é preciso que também governantes e representantes da sociedade participem dessa discussão. Isso porque a longevidade gera impactos demográficos, econômicos e previdenciários. Portanto, a gestão do país deve ser revista para que políticas públicas sejam elaboradas prevendo formas de salvaguardar seus cidadãos; do contrário, o resultado será "sobrepujamento do número de idosos e aposentados e uma consequente queda das forças de trabalho" (Alves, 2014, p. 10).

Para António (2020), ao se analisarem formas de prolongar a vida, é preciso que outros pontos sejam considerados, como a segurança econômica, seja por fonte privada, seja por fonte pública, e a participação/representação social e comunitária, tendo em vista que novas demandas surgirão para atender a população idosa, que deve ser representada. Em outras palavras, o prolongamento da vida deve ser tratado de forma consciente, visando a ações além da saúde, que são, obviamente, essenciais para aliar a longevidade à qualidade de vida, representada por menos índices de doenças crônicas).

O filósofo contemporâneo Hans Jonas (2006, p. 58) expõe brilhantemente como seria uma sociedade em que o sonho da vida eterna se tornasse real:

> Se abolirmos a morte, temos de abolir também a procriação, pois a última é a resposta da vida à primeira. Então, teríamos um mundo de velhices em juventude e de indivíduos já conhecidos, sem a surpresa daqueles que nunca existiram. Mas, talvez, seja exatamente essa a sabedoria da severa posição de nossa mortalidade – a de que ela nos oferece a promessa, continuamente renovada, da novidade, da imediaticidade e do ardor da juventude, e, ao mesmo tempo, permanente oferta de alteridade com tal.

Essa visão de imortalidade (ou *longevidade*, como os cientistas preferem denominar), demonstra que o prolongamento da vida gera, ao mesmo tempo, benefícios e consequências negativas. Vale, então, perguntar: Até que ponto seria benéfico prolongar a vida? Para se chegar a essa resposta, é interessante tomar o prisma da bioética, em respeito a seus princípios de autonomia, justiça, beneficência e não maleficência, observando, de forma ampla, a longevidade e o envelhecimento, e considerando o desenvolvimento humano como um todo.

Para saber mais

O longa-metragem *A morte lhe cai bem* trata da temática do envelhecimento e da estética com muito humor, mas, ao mesmo tempo, instiga a reflexão sobre os efeitos da imortalidade.

A MORTE lhe cai bem. Direção: Robert Zemeckis. EUA: Universal Pictures, 1992. 104 minutos.

5.2 Biotecnologia e suas intervenções

Antes de iniciarmos a discussão sobre a biotecnologia e suas ações para o antienvelhecimento, convém discorrermos sobre a ciência que envolve a medicina do antienvelhecimento, pois existem algumas controvérsias a seu respeito.

Embora muitos não aceitem o processo natural do envelhecimento e apostem em projetos futuros no intento de manter sua mente jovem, o corpo não responde da maneira como o indivíduo gostaria. Surge, então, a medicina *anti-aging*[1]. Contudo, existem certas controvérsias no interesse desmedido pelo antienvelhecimento. A esse respeito, Rougemont (2019) assinala que, se alguns médicos, como a Academia Brasileira de Medicina Antienvelhecimento (Abmae), dedicam sua vida às pesquisas para reverter o envelhecimento e se esforçam para constituir uma nova ciência que freie a decadência física decorrente desse processo), outros condenam essa prática, como aqueles associados ao Conselho Federal de Medicina (CFM).

Essa oposição do CFM é tão enfática que o órgão emitiu o Parecer n. 29, de 13 de julho de 2012 (CFM, 2012), no qual se apoia em resoluções de outros países para embasar seu posicionamento. Para isso, o CFM cita que a União Europeia, bem como os Estados Unidos, por meio da American Board of Medical Specialties (ABMS), seguem a mesma linha de raciocínio, ou seja, renegam a especialidade médica de antienvelhecimento, em razão da falta de comprovação científica de seus benefícios.

---

1 Na língua inglesa, o termo *aging* significa "envelhecimento". Nesse sentido, a expressão *anti-aging* refere-se ao combate ao envelhecimento, principalmente, por meio de cuidados estéticos e terapêuticos.

Portanto, a medicina *anti-aging* não é reconhecida pelo órgão, que afirma que o "processo biológico de envelhecimento do organismo humano é acompanhado de um natural decréscimo na produção endógena de alguns hormônios sem que esse fato seja considerado como a causa do envelhecimento" (CFM, 2012, p. 16).

Embora a reposição hormonal seja uma das vertentes da medicina antienvelhecimento, essa não é a única forma de tratamento. Além disso, o *anti-aging* visa a objetivos divergentes: alguns focam na longevidade; outros, no vigor dos jovens; e há aqueles que buscam qualidade de vida na terceira idade (Vincent, 2006). No Quadro 5.1, elencamos alguns aspectos dessa tendência.

Quadro 5.1 – Vertentes da medicina antienvelhecimento

Mitigação dos sintomas
Busca atrasar, minimizar ou esconder os efeitos do envelhecimento biológico, por meio de intervenções estéticas e medidas profiláticas e compensatórias, como a ingestão de vitaminas, dietas e medicações para vitalidade, contando com grande apelo midiatico.
Aumento da expectativa de vida
O envelhecimento não se relaciona somente com a aparência do corpo, mas também com todas as suas condições de saúde. Nesse sentido, foca-se no desenvolvimento e no aperfeiçoamento de técnicas que proporcionem o aumento da extensão dos anos de vida sem a presença de doenças.
Expansão da longevidade
Segundo a biogerontologia, o envelhecimento, ou seja, a senescência celular, é considerado um processo natural e fundamental para todos os seres vivos. Trata-se de uma falha técnica e, assim, uma função corporal pode ser prevenida por meio de uma intervenção da ciência.

Fonte: Elaborado com base em Vincent, 2009.

O envelhecimento é inevitável e, para que seja saudável, é preciso que o indivíduo, ao longo de sua vida, cultive bons hábitos de saúde, como prática de atividades físicas, alimentação balanceada e diminuto ou inexistente consumo de bebidas alcoólicas e de tabaco. Por isso, a gerontologia é tão relevante: para orientar as pessoas sobre as formas de chegar à terceira idade com saúde e bem-estar. Afinal, como mencionam Leitão e Pedro (2014, p. 1362) essa "possibilidade de se chegar às idades mais avançadas gozando de um bem-estar físico razoável é o que permite a reciclagem do imaginário negativista sobre a velhice".

Antes de prosseguirmos com o tema, explicaremos quatro termos importantes e recorrentes nas próximas páginas: (1) biotecnologia, (2) senescência, (3) farmacologia, (4) pró-longevidade.

A **biotecnologia** é a ciência definida como "qualquer aplicação tecnológica que utilize sistemas biológicos, organismos vivos, ou seus derivados, para fabricar ou modificar produtos ou processos para utilização específica" (Brasil, 2000, p. 9).

O termo *senescência* diz respeito ao envelhecimento estritamente biológico e distinto de um envelhecimento cronológico, cujas fontes para sua compreensão são a medicina e as ciências biológicas. A perspectiva do processo de senescência influenciou diretamente a demarcação de um ciclo de vida, com fases de desenvolvimento distintas (Rougemont, 2013).

A **farmacologia** é a "ciência que estuda os efeitos de uma substância química sobre a função dos sistemas biológicos" (Santos et al., 2015, p. 119).

A **pró-longevidade** refere-se a estratégias, produtos e métodos que visam à extensão do comprimento e/ou da expectativa de vida média.

A biotecnologia é uma das ferramentas mais utilizadas para retardar a senescência ou promover uma melhora considerável na qualidade de vida na terceira idade. A farmacologia propõe retardar o envelhecimento oferecendo opções para o tratamento de doenças diretamente relacionadas ao envelhecimento biológico. Como a biotecnologia pode manipular o corpo humano no âmbito molecular e genético, o resultado é a composição de fórmulas que possibilitem aumentar a expectativa de vida (Santos et al., 2015).

Nesse contexto, as pesquisas nas áreas de antienvelhecimento e de longevidade que fazem uso da genética promovem o desenvolvimento das mais variadas tecnologias focadas em duas frentes:

1. Foco em doenças relacionadas ao envelhecimento e a consequente substituição de órgãos danificados com a utilização das células-tronco, proporcionando aumento na expectativa de vida.
2. O envelhecimento deve ser retardado em nível celular e molecular, proporcionando considerável melhora no organismo de modo geral e não somente em um órgão-alvo.

Não esqueçamos que, apesar de médicos e demais profissionais recorrerem ao *marketing* para exaltar a medicina *anti-aging*, não há comprovação científica de seus benefícios. Contudo, os profissionais dessas áreas continuam pesquisando; portanto, existe a possibilidade de os conselhos de medicina se posicionarem de modo diferente sobre o tema no futuro.

O fato é que, até o momento, os estudos em andamento ainda não foram testados em seres humanos. Diante disso, as descobertas da medicina antienvelhecimento aceitas pela comunidade científica são as relacionadas à alimentação e à prática de exercícios físicos. Conforme Post e Binstock (2004), o mapa da longevidade, desenhado com base nas pesquisas provenientes da biotecnologia, aponta que a pró-longevidade resulta de três modelos, quais sejam:

1. **Morbidade comprimida** – Possibilidade de chegar ao fim de vida sem doenças crônicas e limitações físicas provenientes do envelhecimento.
2. **Desaceleração do envelhecimento** – Expansão máxima do tempo de vida. Todas as doenças e limitações resultantes do envelhecimento não desaparecem, mas são continuamente retardadas.
3. **Interdição do envelhecimento** – Reversão dos processos de envelhecimento em indivíduos adultos, eliminando a velhice e a morte natural, que ocorreria somente por acidades, assassinatos, violência ou suicídio.

No modelo de pró-longevidade, destaca-se a contribuição da biotecnologia, sem preocupação voltada à qualidade de vida. Isso ocorre porque a ciência faz alterações na natureza do homem desconsiderando os potenciais efeitos colaterais. Sendo assim, o resultado futuro talvez sejam indivíduos com "vidas mais longas, mas com capacidade mental reduzida; libertação da depressão, junto com a perda da criatividade ou do espírito" (Fukuyama, 2003, p. 22).

Se, por um lado, a busca pelo aperfeiçoamento do ser humano é benéfica, uma vez que pode dar condições para uma vida longa e saudável, por outro, pode ser perigosa, visto que o exagero na inserção de tecnologia pode provocar alterações na percepção do que é ser humano e (tendo como consequência, até mesmo, algo não humano). Perante o risco, o avanço do aperfeiçoamento tecnológico deve ser normatizado, estabelecendo-se limites para as intervenções tecnológicas.

Assim, a busca pelo aumento da vida é a propulsionadora da biotecnologia, que proporciona o prolongamento da vida e um envelhecimento mais saudável e possibilita que o indivíduo tenha mais qualidade de vida.

> **Para saber mais**
>
> O documentário *O homem 2.0*, produzido pela National Geographic debate o aperfeiçoamento humano por meio da tecnologia. Trata-se de uma excelente oportunidade para se aprofundar no assunto.
>
> O HOMEM 2.0. Direção: Cecile Denjean. França: National Geographic, 2011, 45 min.

5.3 Gerontotecnologia

Gerontotecnologia corresponde às tecnologias aplicadas no cuidado da pessoa idosa, "levando em consideração o envelhecimento e o processo saúde/doença, promovendo o cuidado, a corresponsabilidade e a coparticipação" (Ilha et al., 2017, p. 760). Os primeiros estudos relacionando o uso da tecnologia aos idosos surgiram entre as décadas de 1980 e 1990 e avaliavam a relação entre o envelhecimento populacional e a utilização de novas tecnologias, investigando formas de aproveitar, ao máximo, as tecnologias existentes a fim de proporcionar melhor qualidade de vida aos idosos.

As tecnologias voltadas para a população idosa estão divididas entre aquelas que buscam: a **prevenção** e a redução de perdas funcionais decorrentes do envelhecimento; o **apoio** ao idoso nas atividades cotidianas; a **compensação** em caso de alguma perda decorrente da idade avançada; o **auxílio** para o trabalho dos cuidadores e profissionais que atuam com pessoas idosas; e a **pesquisa** gerontológica (Wahl; Classen; Oswald, 2010).

Os idosos mantêm, de forma geral, duas relações com a tecnologia. A primeira é a relação com aparelhos tecnológicos com os quais eles têm a opção de conviver ou não, como *smartphones*, *smart* tvs, internet *banking* etc. A segunda é a convivência com a tecnologia médica, que visa compensar as perdas decorrentes da idade e suas comorbidades, como aparelhos auditivos, lupas eletrônicas e outras. Assim, a gerontotecnologia está dividida em duas áreas, quais sejam:

1. **Tecnologia geral** (*smartphones*, computadores etc.) – Consiste na área tecnológica focada na comunicação e na informação.
2. **Estudos, pesquisas e desenvolvimento de produtos compensatórios** – Trata-se de uma área que envolve tecnologias voltadas aos idosos que apresentam algumas restrições com o propósito de ajudá-los a manter suas atividades cotidianas, auxiliando na execução das tarefas e garantindo sua segurança.

Com base nessa classificação, podemos tipificar os idosos que fazem uso da tecnologia em três perfis:

1. **Otimistas** – Percebem suas limitações e identificam os benefícios que terão ao aprender a utilizar determinada tecnologia, além de se sentirem mais integrados à sociedade.
2. **Simpatizantes** – Compreendem a importância da tecnologia, mas ficam receosos de utilizá-la.
3. **Avessos** – Rejeitam a tecnologia, pois se julgam "velhos demais para mudanças" e não querem abandonar seus costumes; com isso, não têm como avaliar os possíveis benefícios da tecnologia.

Em sua maioria, os idosos são simpatizantes, pois conhecem as tecnologias existentes, mas preferem não alterar seu cotidiano; por isso, não fazem uso de computadores ou acessam a internet. Por consequência, não interagem por meio de aplicativos que possibilitam a comunicação, como WhatsApp, Messenger ou redes sociais digitais.

O estímulo ao uso de tecnologia pela terceira idade é importante não somente porque muitos ainda mantêm atividade laboral, e esses equipamentos estão presentes no cotidiano do mercado de trabalho, mas também porque podem se beneficiar dessa tecnologia ativando funções cognitivas, como memória e atenção. Além disso, a tecnologia pode auxiliar na assistência ao cuidado por meio de aplicativos, como aqueles que informam sobre o horário dos medicamentos.

A tecnologia incorporada aos serviços de saúde está presente nos sistemas de vigilância que auxiliam os profissionais de saúde, visto que a troca de dados para monitoramento dos pacientes ocorre por meios digitais. Ainda, podemos citar o serviço de telessaúde, em que a interação paciente e profissionais ocorre via videoconferência. Existem também sistemas de acompanhamento de doenças crônicas (vigilância móvel); sistemas de monitoramentos e acompanhamento, por meio do Global Positioning System (GPS), os quais auxiliam os cuidadores e familiares (esse tipo de sistema auxilia também na locomoção dos idosos com deficiência visual).

Apesar de pouco acessíveis em razão do alto custo, há os robôs, que tanto podem substituir animais de estimação quanto auxiliar nas tarefas de limpeza doméstica.

Os recursos tecnológicos foram desenvolvidos para facilitar o cotidiano dos idosos e tornar a vida mais confortável, segura e independente; para isso, é necessário que o idoso aceite a nova realidade e passe a considerar a tecnologia como uma parceira para aumentar sua qualidade de vida, principalmente daqueles que vivem sozinhos e podem ter, na tecnologia, o suporte necessário para ampará-los no cuidado.

5.4 Tecnologia assistiva

A tecnologia assistiva (TA) é definida como a tecnologia cuja finalidade é proporcionar ou ampliar habilidades funcionais para promover independência e inclusão. Apesar de não ser voltada, exclusivamente, para os idosos, ela está intimamente relacionada ao envelhecimento ativo. Em outras palavras, são recursos e acessórios que ajudam a manter a independência e a autonomia, mas com monitoramento e acompanhamento, fundamentais para os familiares e cuidadores (Maia et al., 2018).

A tecnologia assistiva é uma "área de conhecimento de característica interdisciplinar" que, por meio de "recursos, estratégias, metodologias, práticas e serviços", busca preservar a autonomia e a inclusão social dos idosos, como explicam Leite et al. (2018, p. 2):

> A TA direcionada à promoção do envelhecimento ativo representa um campo em ascensão, impulsionado, principalmente, pelo paradigma da inclusão social, que defende a participação de pessoas idosas, com deficiência ou funcionalidade reduzida, nos diversos ambientes da sociedade, abrangendo todas as ordens do desempenho humano, das tarefas básicas de autocuidado ao desempenho de atividades profissionais. Os serviços de TA se organizam e têm por objetivo desenvolver ações práticas que garantam ao máximo os resultados funcionais pretendidos no uso da tecnologia adequada.

A TA engloba não apenas aparelhos ou acessórios eletrônicos e digitais, mas também outros mais simples, como bengala, andador, barra de apoio e tapete antiderrapante, recursos utilizados para promover a autonomia dos idosos. Outrossim, os equipamentos e acessórios digitais e eletrônicos compõem a maior parte da tecnologia assistiva, como pulseiras que avisam familiares em caso de queda do idoso, telemonitoramento, sistemas de alerta, entre outros (Leite et al., 2018).

O que classifica um produto ou um serviço como tecnologia assistiva é sua característica de atender a um indivíduo em sua necessidade específica, com base em seu contexto de vida. Ressaltamos que a TA não é voltada apenas para os idosos; ela atende a pessoas com necessidades especiais, como pessoas com deficiência visual parcial ou completa, pessoas com deficiência auditiva, deficiências físicas, de qualquer faixa etária.

Quadro 5.2 – Classificação da tecnologia assistiva

Categoria	Exemplos
Comunicação aumentativa (suplementar e alternativa)	Recursos eletrônicos que permitem a comunicação expressiva e receptiva das pessoas não oralizadas ou com limitações para a fala.
Auxílio para a vida diária e vida prática	Materiais e produtos auxiliam nas tarefas diárias (como alimentar-se, cozinhar, tomar banho, vestir-se) e nas necessidades pessoais e manutenção da residência (p. ex.: talheres modificados, suporte para utensílios domésticos, abotoadores etc.)
Recursos de acessibilidade ao computador	Equipamentos de síntese de voz, máquinas de escreve e impressoras braile, auxílios alternativos para acesso que permitem as pessoas com deficiência acessarem equipamentos de informática.

(continua)

(Quadro 5.2 – continuação)

Categoria	Exemplos
Sistemas de controle de ambiente	Sistemas eletrônicos que permitem aos portadores de limitações moto-locomotoras fazer o controle remoto de aparelhos eletrônicos e sistemas de segurança (localizados em seu domicílio e arredores).
Projetos arquitetônicos para acessibilidade	Adaptações relacionadas à estrutura do domicílio e ambiente de trabalho (uso de rampas, elevadores que possam reduzir ou retirar as barreiras físicas).
Órteses e próteses	Substituição de partes do corpo faltantes ou com funcionamento comprometido (uso de membros artificiais ou outros recursos ortopédicos).
Adequação postural	Adaptações para cadeiras de rodas visando ao conforto e à distribuição adequada da pressão na superfície da pele.
Auxílio de mobilidade	Cadeiras de rodas motorizadas e manuais, andadores ou outros recursos para mobilidade pessoal.
Auxílio para ampliação da função visual e recursos que traduzem conteúdos visuais em áudio ou informação tátil	Lupas, lentes, braille para equipamentos com síntese de voz, sistema de TV com aumento para leitura de documentos.
Auxílios para melhorar a função auditiva e recursos ampliados para traduzir os conteúdos de áudio em imagens, texto e língua de sinais	Equipamentos de infravermelho, aparelhos para surdez, telefones com teclado, sistema de alerta tátil-visual.
Mobilidade em veículos	Acessórios e/ou adaptações que possibilitam a condução do veículo e elevadores para cadeiras de rodas.

(Quadro 5.2 – conclusão)

Categoria	Exemplos
Esporte e lazer	Recursos que favoreçam a prática de atividades físicas, como cadeiras de rodas para basquete, auxílio para segurar cartas e prótese para escalada no gelo.

Fonte: Elaborado com base em Bersch, 2017.

Como abordamos em outros capítulos, o envelhecimento acarreta diversas perdas funcionais que dificultam as atividades diárias e, comumente, levam à reclusão do idoso e à consequente perda de qualidade de vida. Logo, é extremamente importante investir em acessórios e recursos de tecnologia assistiva porque seu uso, conforme comprovado cientificamente, influencia de modo positivo na qualidade de vida de idosos, cuidadores e familiares. De acordo com Andrade e Pereira (2009), os benefícios são os seguintes: aumento da capacidade funcional; redução de casos de reinternação; maior sensação de segurança e tranquilidade; manutenção da independência e da participação do idoso na sociedade, com qualidade de vida.

5.5 O idoso e as novas tecnologias de informação e comunicação

As tecnologias de informação e de comunicação (TICs) são um conjunto de tecnologias que permite a produção, o acesso e a propagação de informações que possibilitam a troca de dados entre as pessoas, independentemente de sua localização geográfica (Rodrigues, 2014).

As TICs ganharam destaque com o avanço e a popularização da internet e, atualmente, são utilizadas nas mais diversas áreas, como: indústrias, comércio, educação e também na saúde, nas mais variadas funções, incluindo o cuidado com o idoso, mesmo com existência das barreiras que dificultam a inclusão digital dessa população (Tavares; Souza, 2012).

O processo de envelhecimento e suas peculiaridades, como dificuldade no processo de adaptação e readaptação, aliadas à redução sensorial, motora e física, faz a relação entre a terceira idade e TICs ser limitada (ou ignorada). Isso ocorre porque normalmente se associam as TICs à tecnologia digital, exemplificadas por redes sociais virtuais e aplicativos de mensagens, recursos estes de difícil compreensão para o público idoso; com isso, sua integração familiar e social fica prejudicada, já que o uso dessas ferramentas está consolidado em todos os ambientes (Santos et al., 2019)

Miranda e Farias (2009, p. 383), após avaliarem as contribuições da internet para o idoso nos âmbitos do bem-estar, fonte informativa para uma melhor qualidade de vida e formas de expressões de lazer, concluíram que:

> a internet para o idoso é um meio efetivo de divulgação de informações sobre saúde e atividade física, sendo considerada uma forma de lazer e uma ferramenta importante para a prevenção do isolamento social e da depressão, estimulando, também, a atividade cerebral.

Apesar dos benefícios gerados pela tecnologia, é preciso admitir que também houve uma exclusão digital para aqueles idosos que não conseguem usar a internet ou outras tecnologias digitais. Algumas vezes, isso ocorre por não terem condições financeiras; outras, por não terem habilidade ou afinidade (Miranda; Farias, 2009).

Apesar disso, comparando a um cenário não muito distante temporalmente, os idosos progrediram muito na aceitação da nova realidade, em decorrência da consolidação desses acessórios tecnológicos na sociedade. Atualmente, a aproximação desse grupo com a tecnologia tem sido estimulada nas mais variadas esferas, como trabalho, vida pessoal, vida prática envolvendo, por exemplo, serviços bancários, entre outros (Miranda; Farias, 2009).

É muito comum que o idoso tenha dificuldade para compreender como utilizar aparatos tecnológicos; por isso, a interface e o *design* devem ser o mais intuitivos possível, porque, sendo visualmente mais simples e objetivos, o idoso conseguirá interagir mais facilmente e se sentirá mais motivado a se integrar no mundo tecnológico. O uso de tecnologias pelos idosos afeta positivamente sua qualidade de vida no processo de envelhecimento, pois promove a autonomia dessa população que, por meio da tecnologia, pode ter mais controle sobre seu corpo. Nesse contexto, o desenvolvimento de políticas públicas voltadas para a inclusão digital desses indivíduos é primordial. Essa integração está prevista, inclusive, no art. 21 do Estatuto do Idoso:

> Poder Público criará oportunidades de acesso do idoso à educação, adequando currículos, metodologias e material didático aos programas educacionais a ele destinados. [...] os cursos especiais para idosos incluirão conteúdo relativo às técnicas de comunicação, computação e demais avanços tecnológicos, para sua integração à vida moderna. (Brasil, 2013)

A legislação reforça a necessidade de se assegurar a equidade no acesso às TICs. Lembremos que, para além dos *smartphones* e computadores, as TICs abrangem dispositivos de tecnologia assistiva que visam garantir o envelhecimento confortável, seguro e independente.

Síntese

A tecnologia está disponível no mercado, porém nem todos os idosos podem se beneficiar dela, seja por questões financeiras, seja por falta de habilidade para trabalhar com ela. Com isso, identificamos dois grupos: 1) idosos que utilizam a tecnologia apenas por meio de equipamentos de saúde, como aparelho auditivo; 2) aqueles (mais raros) que, além de produtos de saúde, fazem uso de *smartphones* e computadores. Esse segundo grupo obtém uma vantagem sobre o primeiro, pois tem mais possibilidade de comunicação e interação.

Há que se destacar que a tecnologia contribui para a melhoria da qualidade de vida, como os dispositivos de tecnologia assistiva ou para auxiliar no prolongamento da vida. É importante que os gerontólogos estejam atentos e identifiquem as necessidades dos idosos, até mesmo participando do desenvolvimento de novas tecnologias que possam auxiliá-los.

Questões para revisão

1. Assinale a alternativa que corresponde à definição de biotecnologia:

    a) Respeito ao envelhecimento estritamente biológico e distinto de um envelhecimento cronológico, cujas fontes para sua compreensão são a medicina e as ciências biológicas.

    b) Qualquer aplicação tecnológica que utilize sistemas biológicos, organismos vivos, ou seus derivados, para fabricar ou modificar produtos ou processos para utilização específica.

    c) Ciência que estuda os efeitos de uma substância química sobre a função dos sistemas biológicos.

d) Extensão do comprimento e/ou da expectativa de vida média.

e) Atividade que visa complementar o processo da senescência no fenômeno do envelhecimento.

2. O uso da tecnologia na terceira idade pode propiciar uma melhor qualidade de vida, por meio de mais segurança, agilidade, conforto e bem-estar. Sobre os conceitos atinentes à tecnologia, relacione as colunas a seguir:

1. Biotecnologia	( ) Tecnologias aplicadas no cuidado da pessoa idosa levando em consideração o envelhecimento e o processo saúde/doença, promovendo o cuidado, a corresponsabilidade e a coparticipação.
2. Gerontotecnologia	( ) Conjunto de tecnologias que viabiliza a produção, o acesso e a propagação de informações que permite a troca de dados/informações entre as pessoas, independentemente de sua localização geográfica.
3. Tecnologia assistiva	( ) Qualquer aplicação tecnológica que utilize sistemas biológicos, organismos vivos, ou seus derivados, para fabricar ou modificar produtos ou processos para utilização específica.
4. TICs	( ) Tecnologia que proporciona um envelhecimento ativo ao idoso, ou seja, que o ajuda a manter sua independência e autonomia, mas com monitoramento e acompanhamento, o que é fundamental para os familiares e cuidadores.

a) 3, 2, 4, 1.
b) 2, 4, 1, 3.
c) 4, 3, 1, 2.
d) 1, 3, 2, 4.
e) 3, 4, 2, 1.

3. Analise as afirmações a seguir sobre tecnologia assistiva (TA):
   I) A TA é direcionada à promoção do envelhecimento ativo representa um campo em ascensão, impulsionado, principalmente, pelo paradigma da inclusão social, que defende a participação de pessoas idosas, com deficiência ou funcionalidade reduzida, nos diversos ambientes da sociedade.
   II) Os serviços de TA têm por objetivo desenvolver ações práticas que garantam ao máximo os resultados funcionais pretendidos no uso da tecnologia adequada.
   III) Enquadram-se como tecnologia assistiva apenas as tecnologias digitais.
   IV) Por ser uma tecnologia voltada ao idoso e seu bem-estar, nada impede que aqueles que o acompanham criem tecnologias para ampará-los, podendo tornar o produto/serviço personalizado à necessidade daquele idoso.

   Agora, assinale a alternativa que apresenta todas as proposições corretas:

   a) I, II e III.
   b) II, III e IV.
   c) I, II e IV.
   d) I e III.
   e) I, II, III e IV.

4. As pesquisas realizadas na área de antienvelhecimento e longevidade que fazem uso da genética promovem o desenvolvimento das mais variadas tecnologias focadas em duas frentes, quais são elas?

5. O mapa da longevidade, desenhado com base nas pesquisas provenientes da biotecnologia, aponta que a pró-longevidade resulta de três modelos: morbidade comprimida, desaceleração do envelhecimento e interdição do envelhecimento. O que caracteriza o modelo da morbidade comprimida?

Questão para reflexão

1. As tecnologias em saúde oferecem vários benefícios aos idosos que a utilizam. Você identifica alguma necessidade dos idosos que poderia ser suprida por novas tecnologias? Você acredita que a família pode ajudar o idoso a inserir as tecnologias em saúde em seu dia a dia? Se sim, de que forma?

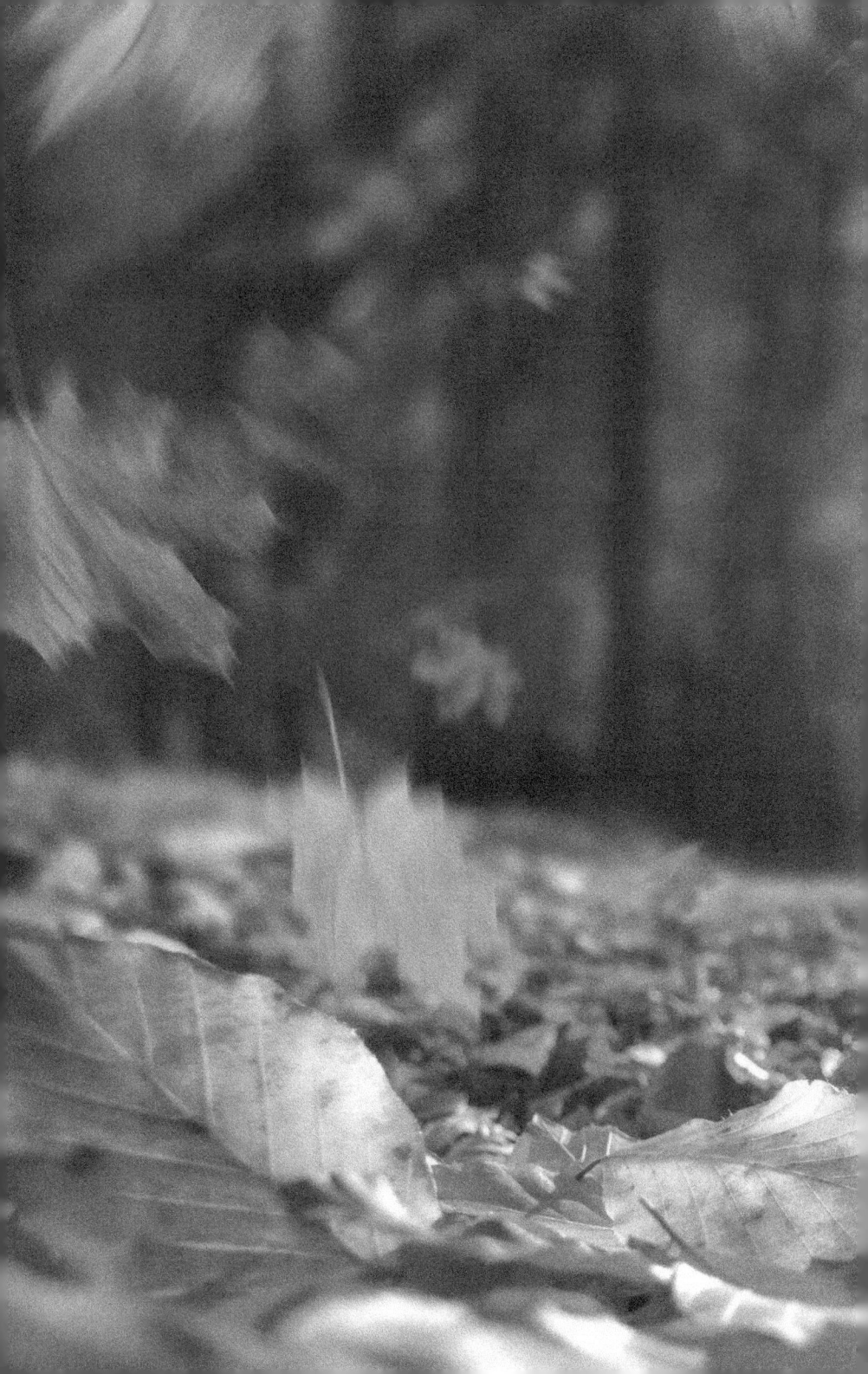

Capítulo 6
Redes de apoio aos idosos

Conteúdos do capítulo

- Redes sociais presenciais e virtuais na vida do idoso.
- Conceito de redes de suporte social e sua relação com os idosos.
- Importância da acessibilidade dos idosos nos centros urbanos.

Após o estudo deste capítulo, você será capaz de:

1. reconhecer o papel das redes de apoio social utilizadas pelos idosos;
2. caracterizar as redes de suporte social utilizadas pelos idosos;
3. descrever as necessidades de cidades com suporte para idosos.

6.1 Redes sociais

As redes de apoio aos idosos são formadas pela rede social pessoal e pelas redes de suporte social.

O conceito de rede está relacionado ao significado de teia, ou seja, conjunto de pessoas interligadas, semelhante a uma trama. Envolve, portanto, as relações sociais e institucionais construídas ao longo da vida do indivíduo. É de extrema importância que essas relações, ou parte delas, estejam presentes na fase do envelhecimento, para preservar a qualidade de vida e o bem-estar dos idosos.

Na atualidade, o termo *rede social* remete imediatamente às redes sociais digitais, ou virtuais, como WhatsApp, Facebook, Instagram etc. Contudo, no âmbito da gerontologia, elas não se limitam apenas a esses canais. A rede social, presencial ou virtual, é composta de pessoas ou organizações que atuam para estabelecer novas conexões, fortalecer as relações já existentes e buscar interesses em comum.

O que as redes sociais digitais promovem é a rapidez e a ampliação de contatos, já que não existe mais a limitação de espaço e tempo para interagir; afinal, a internet alterou o comportamento humano com relação à comunicação e à interação. Entretanto, independentemente de como se estabelece a interação entre os participantes da rede social, ela é determinada por dois fatores: (1) atores, que correspondem a pessoas, instituições ou grupos; (2) e conexões, que são os laços sociais (Santos; Santos, 2014).

Após a introdução do *world wide web* (www), a interatividade entre as pessoas evoluiu muito, bem como a disseminação de informações. Com o advento da internet, a comunicação passou a ser mais flexível e interativa, facilitando até mesmo a expressão de opinião, pois diversas pessoas buscam assuntos em comum, o que faz a rede social aumentar ainda mais (Vermelho et al., 2014).

Será que essa é a realidade dos idosos? Será que eles também conseguiram ampliar sua rede de contatos? Sim, muitos idosos passaram a fazer uso das redes sociais digitais. Isso é o que mostram os números: 50% dos idosos têm perfis nas redes sociais digitais e 39% deles as acessam diariamente (Casadei; Bennemann; Lucena, 2019). Isso é excelente, tendo em vista que esses recursos auxiliam na capacidade adaptativa do idoso e proporcionam a manutenção da saúde física e mental.

Segundo Casadei, Bennemann e Lucena (2019, p. 1962), a utilização das redes sociais digitais proporcia aos idosos a os seguintes benefícios: "comunicação, conhecimento, lazer, estímulo cognitivo e alteração da perspectiva de isolamento" e complementam afirmando que as redes sociais digitais "atuam diretamente na saúde, como subsídio para a promoção do bem-estar e da qualidade de vida, pois ajudam, por exemplo, a reduzir a depressão".

Grosso modo, as redes sociais, tanto presenciais quanto digitais, auxiliam os idosos a manter as capacidades cognitiva e sensorial e a retenção de informações. Além disso, acrescem qualidade de vida por meio do lazer pela interação com outras pessoas e estimulam o autocuidado, visto que muitos utilizam as redes sociais digitais para pesquisar sobre doenças e promoção da saúde. Há também a melhora da saúde mental porque os idosos formam grupos para conversar e debater sobre as dificuldades que enfrentam com relação às doenças adquiridas com a idade ou mesmo sobre dilemas familiares, auxiliando no compartilhamento de sensações e emoções (Casadei; Bennemann; Lucena, 2019).

Obviamente, essa realidade não se aplica a todos os idosos, nem é a única rede social que os idosos "tecnológicos" utilizam.

Para aqueles que não se adaptaram às novas tecnologias, o meio de socialização e interação é o convívio com as pessoas próximas, que, muitas vezes, nessa fase da vida, se distanciam, em razão de óbito, mudanças geográficas ou limitações funcionais. Portanto, as redes sociais desempenham um papel importante na manutenção da saúde física, da saúde mental e do bem-estar para os idosos, conduzindo a um envelhecimento ativo.

A rede social pessoal (fora das redes sociais digitais) é construída por todas as pessoas com quem o indivíduo tem contato ao longo da vida e que são significativas para ele. Em outras palavras, é a rede pessoal que tende a auxiliar no enfrentamento das situações difíceis. A rede social pessoal pode ser exemplificada pelos colegas de trabalho, pelas relações comunitárias, pela família etc.

Para refletir

Consideremos a situação de isolamento social provocada pela pandemia da Covid-19, que inicialmente mostrou-se mais grave para os idosos com comorbidades.

No caso dos jovens que responsavelmente mantiveram o "distanciamento social", estes ficaram privados apenas do contato físico com as demais pessoas, porque lançavam mão de diversas formas de comunicação. Diferentemente, muitos idosos que cultivavam uma vida social ativa, mas que, em razão da pandemia, foram privados da sua rotina, não aderiram às redes sociais virtuais para se relacionarem com outras pessoas. Estudos sugerem que o risco do isolamento social de um idoso aumenta em 14% as chances de óbito devido ao isolamento vivido como solidão. Já aqueles idosos que se adaptaram às novas tecnologias e passaram a se comunicar e a se relacionar por meio das redes sociais mantiveram-se

> socialmente ativos ainda que em isolamento. Afinal: "Solidão é algo subjetivo. [...)]. Isolamento é uma coisa física. Não é preciso perder as relações. Temos a tecnologia para isso" (Previva, 2021)
>
> Diante do exposto, o que você faria para estimular o contato e a aceitação das redes sociais digitais pelos idosos?

6.2 Redes de suporte social

As redes de suporte social são classificadas em formais e informais, e são definidas como o apoio ofertado por grupos ou indivíduos que promovem efeitos emocionais ou comportamentos positivos. Esses grupos "focalizam a qualidade das interações, ou seja, por ser um processo recíproco, deve gerar efeitos positivos tanto para quem recebe como também para quem oferece o apoio" (Nardi; Oliveira, 2008, p. 48).

O elemento central dessas redes é o idoso, algumas com mais proximidade, como os familiares e amigos; outras com menos, como é o caso das relações institucionais, por meio de instituições que buscam melhorias para os idosos. Estas atuam para que o Estado implemente ações e políticas públicas em prol da qualidade de vida desse grupo.

As **redes informais** de suporte social são aquelas que promovem o vínculo com suas responsabilidades e atividades, auxiliam no enfrentamento das situações difíceis e buscam promover o bem-estar no dia a dia. Entre seus atores destacam-se os familiares, os amigos e os conselheiros espirituais. As **redes formais**, por sua vez, são os serviços de apoio à saúde ofertados à comunidade por estatais ou de forma particular, visando à promoção da assistência integral ao idoso. Entre esses atores, citamos os hospitais, as instituições de saúde e os serviços de saúde.

Somam-se a essas redes serviços de extrema importância para os idosos, como: delegacia do idosos, secretaria estadual e municipal de saúde, ações intersetoriais, secretaria estadual e municipal de assistência social, bem como as secretarias de lazer e esporte e turismo, igrejas e grupos sociais.

As redes de suporte social devem estar atentas às necessidades dos idosos, atuando sempre em conjunto para proporcionar o máximo bem-estar a esses indivíduos. Para isso, é preciso que cada uma dessas redes (formais e informais) atue de forma exemplar em suas ações, para garantir a articulação intersetorial. Elas podem reforçar um sentimento de pertencimento ao convívio social, ajudando o idoso a se integrar à sociedade, aumentando a autoestima e a longevidade do indivíduo.

A ausência da rede de suporte social ou a falha em um dos componentes pode deixar o idoso vulnerável e mais suscetível a problemas físicos e psicológicos, pois as redes estão interligadas.

Na Figura 6.1, esquematizamos as relações em que o idoso está envolvido. Alguns atores estão diretamente relacionados ao idoso, como a comunidade e a família, estando em convívio diário. Estes são exemplificados também por famílias acolhedoras, centros de convivência, famílias consanguíneas etc. Outros atores enquadram-se na categoria suporte intermediário, sendo representados por hospital-dia, pelas Unidades de Pronto Atendimento (UPAs), residências temporárias. Há ainda os atores que dão suporte apenas em situações específicas, como hospitais e instituições de longa permanência.

Permeando essas relações, encontram-se as secretarias de saúde, Ministério Público (MP) e delegacia do idoso, que dão suporte mediante políticas públicas.

Figura 6.1 – Rede de suporte social

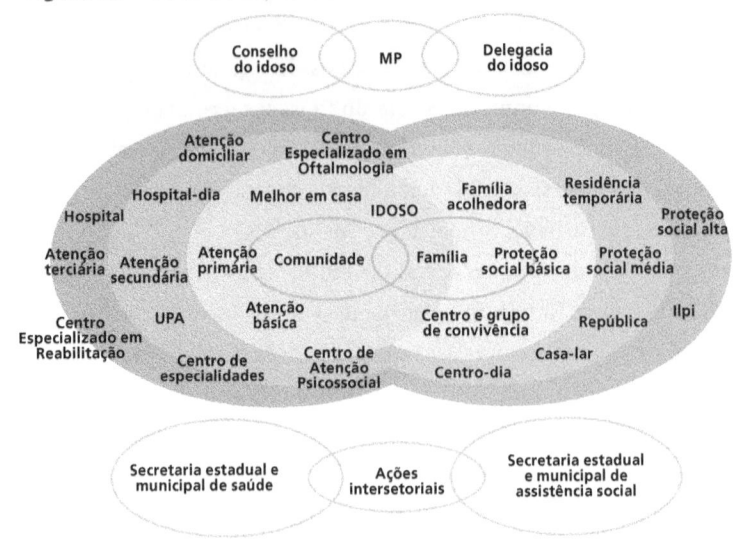

```
        Conselho          MP         Delegacia
        do idoso                     do idoso

              Atenção         Centro
              domiciliar      Especializado em
                              Oftalmologia
                                              Família       Residência
         Hospital-dia   Melhor em casa        acolhedora    temporária
  Hospital                            IDOSO                              Proteção
                                                                         social alta
  Atenção   Atenção   Atenção    Comunidade    Família   Proteção        Proteção
  terciária secundária primária                          social básica   social média
                       Atenção                Centro e grupo                       Ilpi
  Centro    UPA        básica                 de convivência    República
  Especializado em    Centro de   Centro de                     Casa-lar
  Reabilitação        especialidades Atenção   Centro-dia
                                    Psicossocial

       Secretaria estadual e      Ações           Secretaria estadual
       municipal de saúde     intersetoriais      e municipal de
                                                  assistência social
```

Fonte: Silva; Esperandio, 2015, p. 10.

A rede de suporte social ao idoso é formada por três eixos primordiais: (1) o Estado; (2) a comunidade; e (3) os serviços. Convém, então, analisar de modo mais aprofundado, na próxima seção, esse tema, iniciando pela comunidade, a qual se enquadra na classificação da rede informal de suporte social (Guadalupe; Cardoso, 2018).

Fique atento!

Apoio social difere de **interação social**. Por exemplo, interagir, ou seja, passar horas conversando ou realizando outra atividade com os idosos não representa necessariamente um serviço de apoio social. Conforme expõem Rodrigues e Silva (2013, p. 161), "nem toda interação social oferece apoio", porque o apoio social está relacionado ao atendimento das necessidades básicas do idoso.

6.3 Redes informais de suporte social

As redes informais de suporte social são constituídas por familiares, amigos, voluntários, grupos religiosos, grupos sociais e comunitários, entre outros semelhantes. Nesse ponto, está o foco da investigação gerontológica, visto que o cuidado com o idoso sempre foi delegado a familiares, principalmente, às mulheres, que, muitas vezes, não tinham habilidade para exercer esse cuidado.

Entretanto, com a alteração na rotina das famílias, em que as mulheres estão mais voltadas ao mercado de trabalho e sem tempo suficiente para prestar essa assistência, muitas famílias recorrem às redes informais de cuidado, repassando as responsabilidades a amigos e vizinhos, fazendo com que essa seja a rede primordial de cuidado para o idoso. Contudo, o papel da família continua sendo fundamental para se manter a qualidade de vida do idoso, visto que são as pessoas mais próximas e com as quais o idoso sente mais segurança e confiança, fazendo os tratamentos e cuidados aplicados serem potencialmente mais promissores.

Entre as fontes de auxílio relativas às famílias, as mais comuns são de caráter financeiro, assistência à saúde, supervisão e acompanhamento do idoso, auxílio nutricional (no momento de compras e preparo das refeições), serviços domésticos e transporte. A família apresenta-se também como importante suporte ao idoso antes e após o uso da rede de apoio formal. Na ausência da família, quem faz esse papel são os outros atores da rede informal (Silva, 2014).

Via de regra, a família e os amigos são a base de referência para os idosos, são eles que dão suporte material e emocional. Comumente, a ausência da rede informal na vida do idoso torna mais frequente a busca pela rede formal (Silva, 2014).

6.4 Redes formais de suporte social

Entre os atores que compõem as redes formais de suporte social encontram-se o Estado e os serviços de saúde, que completam, com a comunidade, o tripé da rede de suporte social, o qual é fundamental para a manutenção da qualidade de vida do idoso. A integração entre as redes formais e informais é de suma importância para que o idoso receba a melhor assistência possível. Guadalupe e Cardoso (2018) mencionam que a parceria entre as duas redes é essencial, pois a inexistência de uma delas pode prejudicar a assistência, resultando em maior probabilidade de óbito ou desencadeamento de problemas psicológicos.

A busca pela rede formal de apoio social, normalmente, acontece quando a família não consegue prestar a assistência necessária ao idoso ou quando há a ausência da família e de amigos para realizar esse tipo de serviço. O relacionamento do indivíduo com sua família ao longo da vida tende a determinar o apoio que recebe na velhice (Rodrigues; Silva, 2013). Nesse momento, o Estado busca integrar o idoso à sociedade por meio de programas nacionais integrados e comunitários (Silva, 2014).

Figuram entre os atores atrelados à rede formal: "hospitais, ambulatórios e consultórios médicos e de outras especialidades na área da saúde; [...] clínicas geriátricas, casas de repousos, asilos, centro-dia e, mais recentemente, unidades de apoio domiciliar" (Neri, 2002, p. 13), os quais atuam em conjunto com as políticas públicas, os serviços à saúde, e o serviço social.

No apoio domiciliar, encontra-se o cuidador familiar e o cuidador profissional que atua em conjunto com a família. O Brasil tem um *deficit* desses profissionais, o que resulta em sobrecarga para a família.

6.5 Cidades com suporte para idosos

A cidade que proporciona suporte ao idoso é aquela que promove o envelhecimento ativo e que se preocupa em proporcionar sua inclusão em todos os espaços ou ambientes. Para isso, atua de modo que as "políticas, serviços, ambientes e estruturas deem apoio e capacitem as pessoas a envelhecer ativamente" (OMS, 2008, p. 10). A cidade que dá suporte ao idoso caracteriza-se por:

- promover sua inclusão em todas as áreas da vida comunitária;
- proteger aqueles indivíduos idosos mais vulneráveis;
- reconhecer a ampla gama de capacidades e recursos entre os idosos;
- prever e responder, de maneira flexível, às necessidades e preferências relacionadas ao envelhecimento;
- respeitar as decisões dos idosos e o estilo de vida que escolheram.

É importante destacar que uma cidade com suporte ao idoso não beneficia apenas esse público, visto que a arquitetura voltada para mais mobilidade pode facilitar também a locomoção do cadeirante (jovem ou idoso). A segurança é outro item que pode ser usufruído por todos e, para desenvolver essa cidade, é preciso que as políticas públicas estejam de acordo com o referido conceito e atuem para desenvolvimento da acessibilidade de desenho universal.

Acessibilidade é a condição segura para mobilidade com autonomia, tanto em espaços públicos internos quanto externos; já o **desenho universal** diz respeito à arquitetura de espaços que possam ser utilizados por todos de forma autônoma, independentemente de condições físicas ou antropométricas (OMS, 2008; Brasil, 2004).

As medidas de acessibilidade voltadas para idosos, por exemplo, abrangem:

- rampas de acesso;
- ruas e calçadas sem buracos ou equipamentos que se tornem obstáculos, permitindo a locomoção sem risco de queda;
- transporte público com bancos reservados a esse público e com plataformas retráteis para facilitar a entrada e a saída de indivíduos com dificuldade de locomoção;
- vagas de estacionamento exclusivas nos estabelecimentos comerciais e de serviços;
- semáforos inteligentes (que permitam um período maior para o tempo de travessia de idosos).

Em suma, a acessibilidade é o resultado de ações que possibilitam a mobilidade dos idosos, estimulando a circulação dessa parcela da população e promovendo sua qualidade de vida.

É de extrema relevância que os profissionais da área da saúde conheçam esses conceitos, para que auxiliem no processo de planejamento e desenvolvimento de espaços e serviços que visam ao atendimento das necessidades dos idosos.

Curiosidade

No Brasil, o município de Veranópolis, no Rio Grande do Sul, elaborou um projeto denominado *Cidade para todas as idades*, cujo objetivo era "atender às necessidades da rede de proteção ao idoso em situação de vulnerabilidade social e contribuir para o fortalecimento das Políticas Públicas dos municípios" (Veranópolis, 2021).

Para que o projeto obtivesse o resultado esperado, a prefeitura realizou uma pesquisa qualitativa com os moradores para saber os aspectos positivos e negativos da cidade no atinente à mobilidade dos idosos. Com base nas respostas, iniciou um plano de ação e, entre as ações a serem realizadas, encontravam-se:

- capacitar e atualizar a equipe multiprofissional de saúde no atendimento ao idoso, com foco na prescrição, dispensação e orientação farmacêutica;
- melhorar e estimular o acesso a tecnologias de informação e comunicação entre pessoas idosas;
- construir e estruturar um centro de convivência para idosos;
- melhorar as calçadas e o passeio público;
- estabelecer centro-dia do idoso;
- melhorar a iluminação pública;
- melhorar a divulgação de ações voltadas aos idosos e estimular a participação dessa população nos programas da prefeitura;
- promover ações para ampliar a segurança pública, a fim de proporcionar mais qualidade de vida aos idosos.

O projeto foi tão bem-sucedido que a coordenadora da pesquisa e o prefeito da cidade foram convidados para participar da conferência internacional Sharjah Age-friendly Conference, em setembro de 2017. Realizações como essa mostram ser possível alterar a arquitetura das cidades tornando-as um ambiente mais confortável para todos (Veranópolis, 2021).

Diante do exemplo de Veranópolis, percebemos que, para que as ações sejam bem-sucedidas, é imprescindível a participação do

Poder Público. À Administração Pública municipal compete propor um plano que assegure condição econômica para implementação e manutenção dos espaços. Ainda, é de sua responsabilidade verificar, em conjunto com as secretarias de obras, planejamento, saúde, educação, turismo e demais setores da sociedade civil, como associações comerciais, as prioridades nas necessidades, considerando a incidência demográfica atrelada ao uso do espaço.

A viabilidade da criação de uma cidade amiga do idoso se torna mais real quando a sociedade se mobiliza por essa causa por meio do conselho de idosos, em parceria com o Ministério Público, e demais setores públicos e privados.

Para saber mais

Para se aprofundar no que diz respeito sobre as cidades amigas dos idosos, indicamos a leitura do material produzido pela Organização Mundial da Saúde:

OMS – Organização Mundial da Saúde. **Guia global**: cidade amiga do idoso. 2008. Disponível em: <https://www.who.int/ageing/ GuiaAFCPortuguese.pdf>. Acesso em: 23 abr. 2021.

Síntese

O apoio social difere-se da interação social: o primeiro remete ao auxílio ao idoso nos momentos de crise, e o segundo corresponde ao relacionamento. O apoio social, as redes de suporte social e as cidades que oferecem suporte aos idosos assumem papel fundamental para o bem-estar e a manutenção da saúde física e mental dos idosos, revigorando o sentimento de pertencimento na sociedade, o que evitaria seu isolamento social. Qualquer rede consiste em um conjunto de relações sociais significativas, abrangendo familiares, amigos e profissionais, exprimindo, assim, as mais diversas formas de apoio social.

As redes informais de suporte social são compostas de familiares e amigos e exercem um importante papel na vida dessa população, já que viabilizam a socialização dos idosos, o que resulta em bem-estar psicológico.

Já as redes formais de suporte social são compostas pelos serviços de saúde, hospitais, cuidadores etc. São, frequentemente, utilizadas nos casos em que as redes informais são deficitárias ou inexistentes. É muito importante que as duas funcionem em conjunto, pois devem estar interligadas em prol da manutenção da qualidade de vida do idoso.

Em suma, quanto maior e melhor é a rede de suporte social, menores são as chances de declínio funcional do idoso. Lembramos que o declínio funcional está atrelado à menor longevidade e à perda de qualidade de vida. As relações sociais são a base para um apoio aos problemas físicos e psicológicos; por isso, devem ser estimuladas.

Questões para revisão

1. As redes sociais digitais promovem rapidez e ampliação de contatos, estabelecendo comunicação e interação entre os usuários. Considerando a utilização das redes sociais presenciais e virtuais por idosos, julgue as afirmativas a seguir como verdadeiras (V) ou falsas (F):
   ( ) As redes sociais, tanto presenciais quanto virtuais, auxiliam os idosos a manter sua capacidade cognitiva, suas capacidades sensoriais e a retenção de informações.
   ( ) Mais de 90% dos idosos utilizam as redes sociais digitais diariamente, o que é muito positivo tendo em vista que

essas redes auxiliam na capacidade adaptativa do idoso auxiliando na manutenção da sua saúde física e mental.

( ) A utilização da rede social pelo idoso, além de promover a qualidade de vida por meio do lazer (interação com outras pessoas), estimula o autocuidado, visto que muitos idosos se valem das redes sociais, como os *blogs*, para pesquisar sobre doenças e promoção da saúde.

( ) As redes sociais propiciam a melhora da saúde mental, visto que alguns idosos formaram grupos para conversar e debater sobre as dificuldades que enfrentam com relação a doenças adquiridas com a idade ou mesmo sobre dilemas familiares, auxiliando no compartilhamento de sensações e emoções.

( ) A rede social pessoal (fora das redes sociais virtuais) é construída por todas as pessoas que têm contato com o indivíduo ao longo da vida e que são significativas para para ele ainda na velhice, ou seja, é a rede pessoal que auxilia o idoso no enfrentamento de situações difíceis.

Agora, assinale a alternativa que apresenta a sequência correta de preenchimento dos parênteses, de cima para baixo:

a) V, F, V, F, V.
b) F, F, V, V, F.
c) V, F, V, V, V.
d) F, V, F, F, V.
e) V, V, F, F, V.

2. As redes de suporte social estão atreladas às instituições que buscam melhorias para os idosos, ou seja, estimulam o Estado nas ações em prol da qualidade de vida dos idosos.

Considerando a classificação das redes de suporte social (redes formais e redes informais) relacione as colunas a seguir:

1. Redes formais
2. Redes informais

( ) Hospitais
( ) Conselheiros espirituais
( ) Família
( ) Instituições de saúde
( ) Amigos

a) 1, 1, 2, 2, 1.
b) 2, 1, 1, 2, 1.
c) 2, 2, 1, 2, 2.
d) 1, 2, 2, 1, 2.
e) 1, 2, 1, 2, 1.

3. Segundo a OMS (2008), a cidade que proporciona suporte ao idoso é aquela que promove o envelhecimento ativo e que se preocupa em proporcionar a inclusão dos idosos em todos os espaços ou ambientes. Analise as proposições a seguir com relação às características de uma cidade com suporte ao idoso:

I) Respeita as decisões dos idosos e o estilo de vida que escolheram.
II) Promove sua inclusão em todas as áreas da vida comunitária.
III) Protege aqueles que não são vulneráveis.
IV) Prevê e responde, de maneira flexível, às necessidades e preferências relacionadas ao envelhecimento.

Agora, assinale a alternativa que apresenta todas as proposições corretas:

a) I, II e III.
b) I, II e IV.

c) II, III e IV.
d) II e III.
e) I, II, III e IV.

4. As redes de suporte social devem ser a base do atendimento às necessidades dos idosos, atuando em conjunto, visando ao bem-estar desses indivíduos. Para isso, é preciso que cada uma das partes atue de forma exemplar para garantir a articulação intersetorial. Quais são os três eixos primordiais da rede de apoio social ao idoso?

5. O foco das redes formais e informais de suporte social é a atenção central ao idoso. Como são constituídas cada uma dessas redes?

Questão para reflexão

1. Quais são os impactos da ausência de apoio social aos idosos? Quais são os benefícios obtidos com as redes de suporte social?

Considerações finais

Segundo dados do Instituto Brasileiro de Geografia e Estatística (IBGE, 2010a), a população brasileira encontra-se em fase de envelhecimento. Uma das razões para isso diz respeito às modificações das taxas de fertilidade e de mortalidade. Outro fator de extrema relevância é a melhoria da qualidade de vida da população, em razão do avanço da medicina e das novas tecnologias, da melhora do acesso aos serviços de saúde, da cobertura vacinal, da situação previdenciária, bem como da disponibilização de medicamentos e alimentação.

Assim, tem se processado de modo célere uma transição demográfica da população jovem para a população idosa. Para esclarecer esse contexto, no Capítulo 1, expusemos a situação demográfica e o envelhecimento populacional, adotando uma perspectiva das políticas públicas de saúde e as necessidades de novos serviços.

Por ser uma realidade mundial, também é importante que o processo de envelhecimento seja o mais saudável possível e, nos casos em que isso não ocorra, as patologias associadas ao envelhecimento devem ser controladas para evitar o aparecimento de doenças secundárias ou seu agravamento. Dessa forma, a gestão da atenção dos serviços em gerontologia precisa acompanhar essas transformações e as necessidades da população.

Portanto, o papel dos serviços de saúde é fundamental porque, em conjunto com a família e a comunidade, podem auxiliar os idosos a preservar suas capacidades física e mental. Ainda é necessário que esses serviços assegurem os direitos da pessoa idosa não somente em sua residência, mas em todos os serviços que utilizam.

Contudo, o envelhecimento saudável, sem a convivência com doenças crônicas, com a manutenção do contato com a comunidade e com as redes de suporte social, não é a realidade da maior parte da população idosa brasileira. Daí decorre a necessidade do gerenciamento de condições crônicas em idoso, da gestão de casos, das linhas de cuidados para a população idosa. Por isso, abordamos tais temas no Capítulo 2.

Esses cuidados também podem ser oferecidos por meio das modalidades de atenção utilizadas para gerir melhor os serviços, como a atenção domiciliar, as ações comunitárias, hospitalares, de residência temporária e de instituições de longa permanência. Todos esses serviços exigem uma gestão sólida para que idoso, familiares, cuidadores e comunidade usufruam dos serviços de acordo com sua necessidade, como abordamos nos Capítulos 3 e 4.

Além desses serviços, o avanço tecnológico alcançado nas últimas décadas pode colaborar com o envelhecimento saudável por meio da biotecnologia, da tecnologia assistiva e do contato dos idosos com os recursos de comunicação e de informação, como o acesso à internet e a inclusão nas redes sociais digitais. Como explicitamos no Capítulo 5, o contato dos idosos com a tecnologia permite a essa população se manter atualizada na vida social, cultural, política e econômica do país (e do mundo!), bem como estimula novos aprendizados e o desenvolvimento de novas habilidades.

O acesso aos serviços de saúde e a manutenção de suas atividades estão intimamente relacionados com a rede de apoio social em que os idosos estão envolvidos. Como demonstramos no Capítulo 6, ela deve ser garantida para que haja o envelhecimento ativo, além da inserção social e da produtividade para o maior número possível de idosos.

Desejamos que, cada vez mais, essa teia de serviços para a população idosa diminua seu isolamento e gere diversos graus de envolvimento social. A gestão dos serviços gerontológicos vai além do conhecimento de valores, números, legislações; sobretudo, ela requer que o profissional lute pelo direito da população idosa, para que as políticas públicas sejam cumpridas e garantam o envelhecimento ativo e saudável.

Lista de siglas

Abmae	Academia Brasileira de Medicina Antienvelhecimento
ABMS	American Board of Medical Specialties
ABNT	Associação Brasileira de Normas Técnicas
AD	Atenção domiciliar
ANS	Agência Nacional de Saúde Suplementar
Anvisa	Agência Nacional de Vigilância Sanitária
CFM	Conselho Federal de Medicina
CIF	Classificação Internacional da Funcionalidade, Incapacidade e Saúde
CNAE	Classificação Nacional de Atividade Econômica
Cosapi	Coordenação de Saúde da Pessoa Idosa
DataSus	Departamento de Informática do Sistema Único de Saúde
DCNT	Doenças crônicas não transmissíveis
DPOC	Doença pulmonar obstrutiva crônica
Emad	Equipe multiprofissional de atenção domiciliar
Emap	Equipe multiprofissional de apoio
ESF	Equipe de saúde da família
Fiocruz	Fundação Oswaldo Cruz
GC	Gerenciamento de caso
GPS	Global Positioning System
HDG	Hospital-dia geriátrico
IBGE	Instituto Brasileiro de Geografia e Estatística
ICICT	Instituto de Comunicação e Informação Científica e Tecnológica
Ilpi	Instituição de longa permanência para idosos
LIS	Laboratório de Informação em Saúde
MACC	Modelo de atenção às condições crônicas

MP	Ministério Público
MS	Ministério da Saúde
OMS	Organização Mundial de Saúde
Opas	Organização Pan-Americana da Saúde
SAD	Serviço de Atenção Domiciliar
Samu	Serviço Móvel de Urgência e Emergência
SIG	Sistemas de Informação Geográfica
SIM	Sistema de Informações sobre a Mortalidade
SUS	Sistema Único de Saúde
TA	Tecnologia assistiva
TICs	Tecnologias de informação e de comunicação
UPA	Unidade de Pronto Atendimento

Referências

ALBUQUERQUE, D. da S. et al. Contribuições teóricas sobre o envelhecimento na perspectiva dos estudos pessoa-ambiente. **Psicologia USP**, v. 29, n. 3, p. 442-450, set.dez/2018. Disponível em: <https://www.scielo.br/pdf/pusp/v29n3/1678-5177-pusp-29-03-442.pdf>. Acesso em: 21 abr. 2021.

ALVES, C. A. N. **Envelhecimento e longevidade na modernidade técnica**: os desafios do prolongamento da vida. 101 f. Dissertação (Mestrado em Sociologia) – Universidade Federal de Sergipe. São Cristóvão/SE, 2014. Disponível em: <https://ri.ufs.br/bitstream/riufs/6337/1/CRISTINA_ALESXANDRA_NASCIMENTO_ALVES.pdf>. Acesso em: 23 abr. 2021.

AMURES – Associação de Municípios da Região Serrana. **Serviço de família acolhedora para pessoas idosas**. Disponível em: <https://static.fecam.net.br/uploads/1521/arquivos/ 1499688_OrientaAes___Fam%C2%A1lia_Acolhedora_para_Pessoas_Idosas.pdf>. Acesso em: 22 abr. 2021.

ANDERLE, P. et al. Perfil dos pacientes assistidos pela residência integrada em saúde: um olhar humanizado na assistência domiciliar. **Aletheia**, n. 41, p. 164-173, maio/ago. 2013. Disponível em: <http://pepsic.bvsalud.org/pdf/aletheia/n41/n41a13.pdf>. Acesso em: 22 abr. 2021.

ANDRADE, V. S.; PEREIRA, L. S. M. Influência da tecnologia assistiva no desempenho funcional e na qualidade de vida de idosos comunitários frágeis: uma revisão bibliográfica. **Revista Brasileira de Geriatria e Gerontologia**, v. 12, n. 1, p. 113-122, 2009. Disponível em: <https://www.scielo.br/pdf/rbgg/v12n1/1981-2256-rbgg-12-01-00113.pdf>. Acesso em: 23 abr. 2021.

ANS – Agência Nacional de Saúde Suplementar. **O que é hospital-dia?** Disponível em: <http://www.ans.gov.br/aans/index.php?option=com_centraldeatendimento&view=pergunta&resposta=465&historico=22849974>. Acesso em: 23 abr. 2021.

ANS – Agência Nacional de Saúde Suplementar. Resolução Normativa n. 265, de 19 de agosto de 2011. **Diário Oficial da União**, Brasília, DF, 22 ago. 2011. Disponível em: <http://www.ans.gov.br/component/legislacao/?view=legislacao&task=TextoLei&format=raw&id=MTc5Ng>. Acesso em: 23 abr. 2021.

ANTÓNIO, M. Envelhecimento ativo e a indústria da perfeição. **Saúde Sociedade**. São Paulo, v. 29, n. 1, e190967 2020. Disponível em: <https://www.scielo.br/pdf/sausoc/v29n1/1984-0470-sausoc-29-01-e190967.pdf>. Acesso em: 22 abr. 2021.

BAKERJIAN, D. Cuidados hospitalares e idosos. **Manual MSD**: versão para profissionais de saúde. 2018. Disponível em: <https://www.msdmanuals.com/pt/profissional/geriatria/presta%C3%A7%C3%A3o-de-cuidados-a-idosos/cuidados-hospitalares-e-idosos>. Acesso em: 23 abr. 2021.

BALBIM, R. Mobilidade: uma abordagem sistêmica. In: BALBIM, R.; KRAUSE, C.; LINKE, C. C. (Org.). **Cidade e movimento**: mobilidades e interações no desenvolvimento urbano. Brasília: Ipea: ITDP, 2016, p. 23-42.

BERSCH, R. Introdução à tecnologia assistiva. **Assistiva tecnologia e educação**. 2017. Porto Alegre. Disponível em: <https://www.assistiva.com.br/Introducao_Tecnologia_Assistiva.pdf> Acesso em: 10 jan. 2021.

BOULT, C. et al. Successful Models of Comprehensive Care for Older Adults with Chronic Conditions: Evidence for the Institute of Medicine's "Retooling for an Aging America" Report. **Journal of the American Geriatric Society**, v. 57, i. 12, p. 2328-2337, 2009.

BRASIL. Câmara dos Deputados. Projeto de Lei n. 7.061, de 8 de março de 2017c. Disponível em: <https://www.camara.leg.br/proposicoesWeb/fichadetramitacao?id Proposicao=2124853>. Acesso em: 23 abr. 2021.

BRASIL. Decreto n. 5.296, de 2 de dezembro de 2004. **Diário Oficial da União**, Poder Executivo, Brasília, DF, 3 dez. 2004. Disponível em: <https://www2.camara.leg.br/legin/fed/decret/2004/decreto-5296-2-dezembro-2004-534980-norma-pe.html>. Acesso em: 21 abr. 2021.

BRASIL. Decreto n. 9.921, de 18 de julho de 2019. **Diário Oficial da União**, Poder Executivo, Brasília, DF, 19 jul. 2019. Disponível em: <http://www.planalto.gov.br/ccivil_ 03/_ Ato2019-2022/2019/Decreto/D9921.htm >. Acesso em: 21 abr. 2021.

BRASIL. Lei n. 6.437, de 20 de agosto de 1977. **Diário Oficial da União**, Poder Executivo, Brasília, DF, 24. ago. 1977. Disponível em:<http://www.planalto.gov.br/ccivil_03/leis/l6437.htm >. Acesso em: 22 abr. 2021.

BRASIL. Lei n. 8.842, de 4 de janeiro de 1994. **Diário Oficial da União**, Poder Legislativo, Brasília, DF, 5 jan.. 1994. Disponível em:<http://www.planalto.gov.br/ccivil_03/leis/l8842.htm>. Acesso em: 21 abr. 2021.

BRASIL. Lei n. 10.741, de 1 de outubro de 2003. **Diário Oficial da União,** Poder Legislativo, Brasília, DF, 3 out. 2003. Disponível em: <http://www.planalto.gov.br/ccivil_03/leis/2003/l10.741.htm>. Acesso em: 21 abr. 2021.

BRASIL. Ministério da Saúde. **Estatuto do idoso**. 3. ed., 2. reimpr. Brasília: Ministério da Saúde, 2013.

BRASIL. Ministério da Saúde. **Hospital-dia**. 2017a. Disponível em: <https://www.saude.gov.br/atencao-especializada-e-hospitalar/ assistencia-hospitalar /hospital-dia>. Acesso em: 10 jan. 2021.

BRASIL. Ministério da Saúde. Portaria n. 44, de 10 de janeiro de 2001. **Diário Oficial da União**, Brasília, DF, 12 jan. 2001a. Disponível em: <http://bvsms.saude.gov.br/bvs/ saudelegis/ gm/2001/prt0044_10_01_2001.html>. Acesso em: 23 abr. 2021.

BRASIL. Ministério da Saúde. Portaria n. 810, de 22 de setembro de 1989. **Diário Oficial da União**, Brasília, DF, 22 set. 1989. Disponível em:<http://bvsms.saude.gov.br/bvs/ saudelegis/ gm/1989/prt0810_22_09_1989.html>. Acesso em: 22 abr. 2021.

BRASIL. Ministério da Saúde. Portaria n. 1.395, de 10 de dezembro de 1999. Disponível em: <https://www.ufrgs.br/3idade/?page_id=117>. Acesso em: 21 abr. 2021.

BRASIL. Ministério da Saúde. Portaria n. 2.414, de 23 de março de 1998. **Diário Oficial da União**, Brasília, 1998. Disponível em: <http://bvsms.saude.gov.br/bvs/saudelegis/ gm/1998/ prt2414_23_03_1998.html>. Acesso em: 23 abr. 2021.

BRASIL. Ministério da Saúde. Agência Nacional de Vigilância Sanitária. Resolução RDC n. 11, de 26 de janeiro de 2006. **Diário Oficial da União**, Brasília, DF, 30 jan. 2006a. Disponível em: <http://bvsms.saude. gov.br/bvs/saudelegis/anvisa/2006/ res0011_26_01_2006.html>. Acesso em: 22 abr. 2021.

BRASIL. Ministério da Saúde. Agência Nacional de Vigilância Sanitária. Resolução RDC n. 283, de 26 de setembro de 2005. **Diário Oficial da União**, Brasília, 30 set. 2005. Disponível em: <https://bvsms.saude.gov. br/bvs/saudelegis/anvisa/2005/res0283_26_09_2005.html>. Acesso em: 22 abr. 2021.

BRASIL. Ministério da Saúde. Secretaria de Atenção à Saúde. Departamento de Atenção Básica. **Envelhecimento e saúde da população idosa**. Brasília: Ministério da Saúde, 2006b.

BRASIL. Ministério da Saúde. Secretaria de Atenção à Saúde. Departamento de Atenção Básica. **Estratégias para o cuidado da pessoa com doença crônica**. Brasília: Ministério da Saúde, 2014. (Cadernos de Atenção Básica, n. 35). Disponível em: <https://bvsms.saude.gov.br/bvs/publicacoes/estrategias_cuidado_pessoa_doenca_cronica_cab35.pdf>. Acesso em: 23 abr. 2021.

BRASIL. Ministério da Saúde. Secretaria de Vigilância em Saúde. Fundação Oswaldo Cruz. **Abordagens espaciais na saúde pública**. Brasília: Ministério da Saúde, 2006c. (Série B. Textos Básicos de Saúde) (Série Capacitação e Atualização em Geoprocessamento em Saúde; 1). Disponível em: <http://bvsms.saude.gov.br/bvs/publicacoes/serie_geoproc_vol_1.pdf>. Acesso em: 22 abr. 2021.

BRASIL. Ministério da Saúde. Serviço de Atenção Domiciliar. **Atenção domiciliar**. Disponível em: <https://www.saude.gov.br/acoes-e-programas/melhor-em-casa-servico-de-aten cao-domiciliar/atencao-domiciliar>. Acesso em: 10 jan. 2021.

BRASIL. Ministério da Saúde. Sistema Nacional de Saúde. **Atenção Básica**. 2017b. Disponível em: <https://www.saude.gov.br/artigos/770-sistema-nacional-de-saude/ 40315-atencao-basica>. Acesso em: 10 jan. 2021.

BRASIL. Ministério do Meio Ambiente. **A convenção sobre diversidade biológica – CDB**. Brasília: Ministério do Meio Ambiente, 2000. (Série Biodiversidade n. 1). Disponível em: <https://www.gov.br/mma/pt-br/textoconvenoportugus.pdf>. Acesso em: 22 abr. 2021.

BRASIL. Secretaria de Estado de Assistência Social. Portaria n. 73, de 10 de maio de 2001. **Diário Oficial da União**, Brasília, DF, 14 maio. 2001b. Disponível em: <https://sisapidoso.icict.fiocruz.br/sites/sisapidoso.icict.fiocruz.br/files/normasdefuncionamentodeservicosdeatencaoaoidosonobrasil.pdf>. Acesso em: 22 abr. 2021.

BUSATO, I. M. S; GARCIA, I. F; RODRIGUES, I. C. G. **SUS**: estrutura organizacional, controle, avaliação e regulação. Curitiba: InterSaberes, 2019.

CÂMARA DOS DEPUTADOS. **Comissão aprova inclusão da mobilidade urbana como direito fundamental do idoso**. 10 out. 2019. Disponível em: <https://www.camara.leg.br/noticias/597582-comissao-aprova-inclusao-da-mobilidade-urbana-como-direito-fundamental-do-idoso/>. Acesso em: 21 abr. 2021.

CAMARANO, A. A.; KANSO, S. As instituições de longa permanência para idosos no Brasil. **Revista Brasileira de Estudos de População**, Rio de Janeiro, v. 27, n. 1, p. 233-235, jan./jun. 2010. Disponível em: <https://www.scielo.br/pdf/rbepop/v27n1/14.pdf>. Acesso em: 23 abr. 2021.

CASADEI, G. R.; BENNEMANN, R. M.; LUCENA, T. F. R. Influência das redes sociais virtuais na saúde do idoso. **Enciclopédia Biosfera**, Centro Científico Conhecer - Goiânia, v. 16, n. 29; p. 1962-1975, 2019. Disponível em: <https://www.conhecer.org.br/enciclop/2019a/sau/influencia.pdf>. Acesso em: 23 abr. 2021.

CFM – Conselho Federal de Medicina. **Parecer n. 29, de 13 de julho de 2012**. São Paulo, 2012. Disponível em: <http://www.cremesp.org.br/pdfs/PARECER%20CFM%2029_2012.pdf>. Acesso em: 23 abr. 2021.

CHIARAVALLOTI-NETO, F. O geoprocessamento e saúde pública. Editorial. **Arquivos de Ciências da Saúde**, v. 23, n. 4, p. 1-2, out./dez. 2016. Disponível em: <https://www.cienciasdasaude.famerp.br/index.php/racs/article/view/661/248>. Acesso em: 22 abr. 2021.

CLARES, J. W. B.; FREITAS, M. C. de; BORGES, C. L. Fatores sociais e clínicos que causam limitação da mobilidade de idosos. **Acta Paulista de Enfermagem**, v. 27, n. 3, p. 237-242, maio/jun. 2014. Disponível em: <https://www.scielo.br/pdf/ape/v27n3/1982-0194-ape-027-003-0237.pdf>. Acesso em: 21 abr. 2021.

CLARKE, P.; GEORGE, L. K. The Role of the Built Environment in the Disablement Process. **American Journal of Public Health**, v. 95, n. 11, p. 1933-1999, 2005. Disponível em: <https://www.ncbi.nlm.nih.gov/pmc/articles/PMC1449462/>. Acesso em: 21 abr. 2021.

DERHUN, F. N. et al. O centro de convivência para idosos e sua importância no suporte à família e à Rede de Atenção à Saúde. **Escola Anna Nery**, Rio de Janeiro, v. 23, n. 2, 2019, p. 1-8. Disponível em:<https://www.scielo.br/pdf/ean/v23n2/pt_1414-8145-ean-23-02-e20180156.pdf>. Acesso em: 22 abr. 2021.

DUARTE, Y. A. O.; LEBRÃO, M. L. O cuidado gerontológico: um repensar sobre a assistência gerontológica. **Mundo saúde**, v. 29, n. 4, p. 566-574, 2005.

FUKUYAMA, F. **Nosso futuro pós-humano**: consequências da revolução biológica. Rio de Janeiro: Rocco, 2003.

GARCIA, G. G. Las Reformas de Salud y Los Modelos de Gestión. **Revista Panamericana de Salud Pública**, v. 9, n. 6, p. 406-412, 2001. Disponível em: <https://www.scielosp.org/pdf/rpsp/2001.v9n6/406-412>. Acesso em: 21 abr. 2021.

GARCIA, M. F. Anos 40: expectativa de vida dos brasileiros era de 45 anos. **Observatório do Terceiro Setor**. 10 set. 2019. Disponível em: <https://observatorio3setor.org.br/noticias/anos-40-expectativa-de-vida-dos-brasileiros-era-de-45-anos/>. Acesso em: 23 abr. 2021.

GARRIDO, R.; MENEZES, P. R. O Brasil está envelhecendo: boas e más notícias por uma perspectiva epidemiológica. **Revista Brasileira de Psiquiatria**, São Paulo, v. 24, suppl. 1, p. 3-6, abr. 2002. Disponível em: <https://www.scielo.br/pdf/rbp/v24s1/8849.pdf>. Acesso em: 22 abr. 2021.

GIACOMOZZI, C. M.; LACERDA, M. R. A prática da assistência domiciliar dos profissionais da estratégia de saúde da família. **Texto & Contexto – Enfermagem**, Florianópolis, v. 15, n. 4, p. 645-653, out/dez, 2006. Disponível em: <https://www.scielo.br/pdf/tce/v15n4/v15n4a13.pdf>. Acesso em: 22 abr. 2021.

GONÇALVES, D. A.; SANTOS, A. M. P. dos. As novas formas de família no ordenamento jurídico brasileiro. **JUS**, ago. 2017. Disponível em: <https://jus.com.br/artigos/ 59559/as-novas-formas-de-familia-no-ordenamento-juridico-brasileiro>. Acesso em: 22 abr. 2021.

GORZONI, M. L.; PIRES, S. L. Idosos asilados em hospitais gerais. **Revista Saúde Pública**, v. 40, n. 6, p. 1124-1130, 2006. Disponível em: <https://www.scielosp.org/pdf/ rsp/2006.v40n6/1124-1130/pt>. Acesso em: 22 abr. 2021.

GUADALUPE, S.; CARDOSO, J. As redes de suporte social informal como fontes de provisão social em Portugal: o caso da população idosa. **Revista Sociedade e Estado**, v. 33, n. 1, jan./abr. 2018. Disponível em: <https://www.periodicos.unb.br/index.php/sociedade/article/view/18359/16956>. Acesso em: 23 abr. 2021.

IBGE – Instituto Brasileiro de Geografia e Estatística. **Censos demográficos**, 2010a.

IBGE – Instituto Brasileiro de Geografia e Estatística. **Idosos indicam caminho para uma melhor idade**. 19 mar. 2019. Revista Retratos. Disponível em: <https://censo2020.ibge.gov.br/2012-agencia-de-noticias/noticias/24036-idosos-indicam-caminhos-para-uma-melhor-idade.html>. Acesso em: 21 abr. 2021.

IBGE – Instituto Brasileiro de Geografia e Estatística. **Pesquisa Nacional de Saúde 2013**. Rio de Janeiro: MS/IBGE/Fiocruz, 2014. Disponível em: <http://bvsms.saude.gov.br/bvs/publicacoes/pesquisa_nacional_saude_2013_estado_saude_vida_doencas_cronicas.pdf>. Acesso em: 21 abr. 2021.

IBGE – Instituto Brasileiro de Geografia e Estatística. **População brasileira deve chegar ao máximo (228,4 milhões) em 2042**. 19 ago. 2013. Censo 2010. Notícias. Disponível em: <https://censo2010.ibge.gov.br/noticias-censo.html?busca=1&id=1&idnoticia=2455&t=populacao-brasileira-deve-chegar-maximo-228-4-milhoes-2042&view=noticia>. Acesso em 21 abr. 2021.

IBGE – Instituto Brasileiro de Geografia e Estatística. **Sinopse dos resultados do Censo 2010**. 2010b. Disponível em: <https://censo2010.ibge.gov.br/sinopse/webservice/>. Acesso em: 21 abr. 2021.

ILHA. S. et al. (Geronto)tecnologia cuidativo-educacional complexa para pessoas idosas/famílias com a doença de Alzheimer. **Revista Brasileira de Enfermagem**, v. 70, n. 4, p. 759-765, jul/ago. 2017. Disponível em: <https://www.scielo.br/pdf/reben/v70n4/pt_0034-7167-reben-70-04-0726.pdf>. Acesso em: 23 abr. 2021.

JONAS, H. **O princípio responsabilidade**: ensaio para uma ética da civilização. Tradução de Danilo Marcondes. Rio de Janeiro: Ed. PUC, 2006.

JORGE, M. A. S. **Engenho dentro de casa**: sobre a construção de um serviço de atenção diária em saúde mental. 117 f. (Dissertação de Mestrado em Ciências na Área de Saúde Pública) – Fundação Oswaldo Cruz, Escola Nacional de Saúde Pública. Rio de Janeiro, 1997. Disponível em: <https://portalteses.icict.fiocruz.br/pdf/FIOCRUZ/1997/jorgemasm/capa.pdf>. Acesso em: 22 abr. 2021.

LACERDA, M. R. et al. Atenção à Saúde no Domicílio: modalidades que fundamentam sua prática. **Saúde e Sociedade**, v. 15, n. 2, p. 88-95, maio/ago. 2006. Disponível em: <https://www.scielo.br/pdf/sausoc/v15n2/09.pdf>. Acesso em: 22 abr. 2021.

LEITÃO, A. N.; PEDRO, R. M. L. R. Medicina antienvelhecimento: notas sobre uma controvérsia sociotécnica. **História, Ciências, Saúde**. Manguinhos, v. 21, n. 4, p. 1361-1378, out./dez. 2014. Disponível em: <https://www.scielo.br/pdf/hcsm/v21n4/0104-5970-hcsm-S0104-59702014005000021.pdf>. Acesso em: 22 abr. 2021.

LEITE, E.S. Tecnologia assistiva e envelhecimento ativo segundo profissionais atuantes em grupos de convivência. **Revista da Escola de Enfermagem da USP**, São Paulo, v. 52, e03355, set. 2018. Disponível em: <https://www.scielo.br/pdf/reeusp/v52/1980-220X-reeusp-52-e03355.pdf>. Acesso em: 23 abr. 2021.

LIMA-COSTA, M. F.; VERAS, R. Saúde pública e envelhecimento. Editorial. **Cadernos de Saúde Pública**, v. 19, n. 3, p. 700-701, mai-jun, 2003. Disponível em:<https://www.scielo.br/pdf/csp/v19n3/15872.pdf>. Acesso em: 21 abr. 2021.

MAIA, J. C. et al. Tecnologias assistivas para idosos com demência: revisão sistemática. **Acta Paulista de Enfermagem**, v. 31, n. 6, p. 651-658, 2018. Disponível em: <https://www.scielo.br/pdf/ape/v31n6/1982-0194-ape-31-06-0651.pdf>. Acesso em: 23 abr. 2021.

MARTIN, G. B. et al. Assistência hospitalar à população idosa em cidade do sul do Brasil. **Epidemiologia e Serviços de Saúde**, Brasília, v. 15, n. 1, p. 59-65, mar. 2006. Disponível em: <http://scielo.iec.gov.br/pdf/ess/v15n1/v15n1a05.pdf>. Acesso em: 22 abr. 2021.

MELO, R. C.; LIMA-SILVA, T. B.; CACHIONI, M. Desafios da formação em gerontologia. **Revista Kairós Gerontologia**, v. 18, n. 19, p. 123-147, 2015. Disponível em: <https://revistas.pucsp.br/index.php/kairos/article/view/27261/19297>. Acesso em: 22 abr. 2021.

MENDES, E. V. **As redes de atenção à saúde**. 2. ed. Brasília: Organização Pan-Americana da Saúde, 2011. Disponível em: <http://www.saude.sp.gov.br/resources/ ses/perfil/gestor/documentos-de-planejamento-em-saude/elaboracao-do-plano-estadual-de-saude-2010-2015/textos-de-apoios/redes_de_atencao_mendes_2.pdf>. Acesso em: 23 abr. 2021.

MENDES, E. V. A gestão do caso. In: OFICINA SOBRE GESTÃO DE CASO, Santo Antônio do Monte, 2014. Disponível em: <https://www.conass.org.br/liacc/wp-content/uploads/2014/10/A-GESTA%CC%83O-DE-CASO-2.pdf>. Acesso em: 22 abr. 2021.

MENDES, E. V. **Os grandes dilemas do SUS**. Salvador: Casa da Qualidade: 2001.

MENDES, T. A. B. et al. **Geriatria e gerontologia**. Manuais de especialização. São Paulo: Manole, 2014.

MIRANDA, L. M.; FARIAS, S. F. As contribuições da internet para o idoso: uma revisão de literatura. **Interface – Comunicação, Saúde, Educação**, v. 13, n. 29, p. 383-94, abr./jun. 2009. Disponível em: <https://www.scielo.br/pdf/icse/v13n29/v13n29a11.pdf>. Acesso em: 23 abr. 2021.

NARDI, E. F. R; OLIVEIRA, M. L. F. de. Conhecendo o apoio social ao cuidador familiar do idoso dependente. **Revista Gaúcha Enferm.**, Porto Alegre, v. 29, n. 1, p. 47-53, 2008.

NERI, A. L. **Cuidar de idosos no contexto da família**: questões psicológicas e sociais. São Paulo: Alínea, 2002.

NERY, M. Sociedade: a nova velha geração. **Desafios e desenvolvimento**: Revista do Instituto de Pesquisa Econômica Aplicada – Ipea, ano 4, ed. 32, 7 mar. 2007. Disponível em:<http://desafios.ipea.gov.br/index.php?option=com_content&view=article&id=1143:reportagens-materias&Itemid=39>.Acesso em: 21 abr. 2021.

OLIVEIRA, M. et al. **Idoso na saúde suplementar**: uma urgência para a saúde da sociedade e para a sustentabilidade do setor. Rio de Janeiro: Agência Nacional de Saúde Suplementar, 2016. Disponível em: <https://www.ans.gov.br/images/stories/Materiais_para_pesquisa/Materiais_por_assunto/web_final_livro_idosos.pdf>. Acesso em: 22 abr. 2021.

OLIVETO, P. A solidão maltrata o corpo e a mente de idosos. **Correio Braziliense**. Disponível em: <http://especiais.correiobraziliense.com.br/solidao-maltrata-o-corpo-e-a-mente-dos-idosos>. Acesso em: 23 abr. 2021.

OMS – Organização Mundial de Saúde. **Guia global**: cidade amiga do idoso. 2008. Disponível em: <https://www.who.int/ageing/Guia AFCPortuguese.pdf>. Acesso em: 23 abr. 2021.

OPAS BRASIL. Organização Pan-Americana da Saúde. **Acesso desigual aos serviços de saúde gera disparidades na expectativa de vida, diz OMS**. 4 abr. 2019. Disponível em: <https://www.paho.org/bra/index.php?option=com_content&view=article &id=5904:mulheres-vivem-mais-do-que-homens-e-acesso-desigual-aos-servicos-de-saude-gera-disparidades-na-expectativa-de-vida-diz-oms&Itemid=843#:~:text=Entre%202000%20e%202016%2C%0a,continua%20fortemente%20afetada%20pela%20renda.>. Acesso em: 21 abr. 2021.

PEREIRA, F.; MATA, M. A. P.; PIMENTEL, M. H. A emergência da gerontologia como profissão e o seu reconhecimento social em Portugal. In: ENCONTRO DO CIED (CENTRO INTERDISCIPLINAR DE ESTUDOS EDUCACIONAIS) – EESCOLA E COMUNIDADE, 5. Lisboa, 2011. **Atas...** Lisboa: CIED, 2012. Disponível em: <https://bibliotecadigital.ipb.pt/bitstream/10198/8974/1/Atas0._V_Encontro_Cied%20Gerontologia.pdf>. Acesso em: 22 abr. 2021.

PERLS, T. Centenarians Prove the Compression of Morbidity Hypothesis, but What About the Resto of us who are Genetically Less Fortunate? **Medical Hypotheses**, v. 49, n. 5, p. 405-407, 1997.

PIOVEZAN, M.; BESTETTI, M. L. T. O gerontólogo como gestor de casos: simulação de experiências em estudos distintos e específicos. **Revista Kairós Gerontologia**, v. 15, n. 4, p. 201-216, dez. 2012. Disponível em: <https://revistas.pucsp.br/index.php/kairos/article/view/8872/12677>. Acesso em: 22 abr. 2021.

POST, S.; BINSTOCK, R. Introduction. In: POST, S.; BINSTOCK, R. **The Fountain of Youth**: Cultural, Scientific And Ethical Perspectives on a Biomedical Goal. New York: Oxford University Press. p. 1-8, 2004.

PREVIVA. **O impacto do isolamento social em idosos durante a quarentena**. 2021. Disponível em: <https://previva.com.br/impacto-do-isolamento-social-em-idosos/> Acesso em: 23 abr. 2021.

REDE INTERAGENCIAL DE INFORMAÇÃO PARA A SAÚDE. **Indicadores básicos para a saúde no Brasil**: conceitos e aplicações. 2. ed. Brasília: Opas, 2008. Disponível em: <https://www.paho.org/bra/index.php?option=com_docman&view=download&category_slug=informacao-e-analise-saude-096&alias=89-indicadores-basicos-para-a-saude-no-brasil-conceitos-e-aplicacoes-livro-2a-edicao-2008-9&Itemid=965>. Acesso em: 21 abr. 2021.

RICCI, N. A.; KUBOTA, M. T.; CORDEIRO, R. C. Concordância de observações sobre a capacidade funcional de idosos em assistência domiciliar. **Revista de Saúde Pública**, v. 39, n. 4, p. 655-62, 2005. Disponível em: <https://www.scielo.br/pdf/rsp/v39n4/25540.pdf>. Acesso em: 22 abr. 2021.

RODRIGUES, A. G.; SILVA, A. A. A rede social e os tipos de apoio recebidos por idosos institucionalizados. **Revista Brasileira de Geriatria e Gerontologia**, Rio de Janeiro, v. 16, n. 1, p. 159-170, 2013. Disponível em: <https://www.scielo.br/pdf/rbgg/v16n1/a16v16n1.pdf>. Acesso em: 23 abr. 2021.

RODRIGUES, R. B. **RecCloud**: um modelo de recomendação de arquivos para sistemas de armazenamento em nuvem. 73 f. Dissertação (Mestrado em Ciência da Computação) – Universidade Federal de Pernambuco. Recife, 2014. Disponível em: <https://repositorio.ufpe.br/bitstream/123456789/11974/1/DISSERTA%C3%87%C3%83O%20Ricardo%20Batista%20Rodrigues.pdf>. Acesso em: 23 abr. 2021.

ROUGEMONT, F. R. Medicina Anti-aging no Brasil: controvérsias e a noção de pessoa no processo de envelhecimento. **Revista de Antropologia**, São Paulo, v. 62, n. 2, p. 403-431, 2019. Disponível em: <https://www.revistas.usp.br/ra/article/view/161077/156153>. Acesso em: 23 abr. 2021.

SALMAZO-SILVA, H.; LIMA. A. M. M. de. Gestão da atenção ao idoso: possibilidades e desafios no campo da gerontologia. **Revista Temática Kairós Gerontologia**, n. 15, v. 6, p. 503-514, 2012. Disponível em: <https://revistas.pucsp.br/index.php/kairos/article/view/17319/12864>. Acesso em: 22 abr. 2021.

SANTA CATARINA. Secretaria de Estado de Saúde. Superintendência da Vigilância em Saúde. Diretoria de Vigilância Sanitária. **Segurança sanitária para instituições de longa permanência para idosos**. 2. ed. out. 2009. Disponível em: <http://www.vigilanciasanitaria.sc.gov.br/index.php/download/category/19-publicacoes?download=90:seguranca-sanitaria-instituicoes-de-longa-permanencia-para-idosos>. Acesso em: 22 abr. 2021.

SANTOS, M. A. et al. Entendendo a farmacologia: conceitos básicos. **Revista UNILUS Ensino e Pesquisa**, v. 12, n. 28, p. 119, jul./set. 2015. Disponível em: <http://revista.lusiada.br/index.php/ruep/article/view/309/u2015v12n28e309>. Acesso em: 23 abr. 2021.

SANTOS, P. A. et al. A percepção do idoso sobre a comunicação no processo de envelhecimento. **Audiology – Communication Research**, v. 24, e2058, jun. São Paulo, 2019. Disponível em: <https://www.scielo.br/pdf/acr/v24/2317-6431-acr-24-e2058.pdf>. Acesso em: 23 abr. 2021.

SANTOS, V. L. C.; SANTOS, J. E. As redes sociais digitais e sua influência na sociedade e educação contemporâneas. **Holos**, n. 30, v. 6, 2014.

SÃO PAULO (Estado). Secretaria de Desenvolvimento Social. **Guia de orientações técnicas centro dia do idoso** – "centro novo dia". São Paulo: Secretaria de Desenvolvimento Social, 2014. Disponível em: <https://pcd.mppr.mp.br/arquivos/File/Compilacao_Centro_Dia_do_Idoso.pdf>. Acesso em: 22 abr. 2021.

SILVA, A. M. P. da; ESPERANDIO, E. M. Rede de suporte social para o idoso. **Telessaúde Mato Grosso**. Cuiabá, nov. 2015. Disponível em: <http://www.telessaude.mt.gov.br/Arquivo/Download/2103>. Acesso em: 23 abr. 2021.

SILVA, D. C. M. **Articulação da rede formal e informal no apoio ao idoso**. 152 f. Dissertação (Mestrado em Gerontologia Social) – Instituto Superior Bissaya Barreto, Coimbra, 2014. Disponível em: <https://comum.rcaap.pt/bitstream/10400.26/ 28879/1/A%20 Articula%C3%A7%C3%A3o%20da%20Rede%20Formal%20 e%20Informal%20no%20Apoio%20ao%20Idoso.pdf>. Acesso em: 23 abr. 2021.

SOARES, F. Polifarmácia: quando muito é demais? **Biblioteca Virtual de Enfermagem**, 15 jan. 2019. Disponível em: <http://biblioteca.cofen.gov.br/polifarmacia/>. Acesso em: 22 abr. 2021.

SOUZA, A. C. C.; MARTINS, K.A. Mudança do perfil de idosos de uma instituição de longa permanência nos últimos dez anos. **Geriatr. Gerontol. Aging**, v. 10, n. 1, p. 16-22, 2016.

TAVARES, M. M. K.; SOUZA, S. T. C. Os idosos e as barreiras de acesso às novas tecnologias da informação e comunicação. **Rev. Renote**, v. 10, n. 1, jul. 2012.

THEME FILHA, M. M. et al. Prevalência de doenças crônicas não transmissíveis e associação com autoavaliação de saúde: Pesquisa Nacional de Saúde, 2013. **Revista Brasileira de Epidemiologia**, v. 18, suppl. 2, p. 83-96, dez. 2015. Disponível em: <https://www.scielo.br/scielo.php?pid=S1415-790X2015000600083&script=sci_abstract&tlng=pt>. Acesso em: 23 abr. 2021.

VALENTE, J. Acolhimento familiar: validando e atribuindo sentido às leis protetivas. **Serviço Social & Sociedade**, São Paulo, n. 111, p. 576-598, jul./set. 2012. Disponível em: <https://www.scielo.br/pdf/sssoc/n111/a10.pdf>. Acesso em: 22 abr. 2021.

VERANÓPOLIS (Município). **Cidade para todas as idades**. Disponível em:<http://www.veranopolis.rs.gov.br/secretarias/19/desenvolvimento-social-habitacao-e-longevidade/196/cidade-para-todas-as-idades>. Acesso em: 23 abr. 2021.

VERAS, R. Linha de cuidado para o idoso: detalhando o modelo. **Revista Brasileira de Geriatria e Gerontologia**, v. 19, n. 6, p. 887-905, nov./dez. 2016. Disponível em: <https://www.scielo.br/pdf/rbgg/v19n6/pt_1809-9823-rbgg-19-06-00887.pdf>. Acesso em: 22 abr. 2021.

VERAS, R. P.; CALDAS, C. P.; CORDEIRO, H. A. Modelos de atenção à saúde do idoso: repensando o sentido da prevenção. **Physis Revista de Saúde Coletiva**, Rio de Janeiro, v. 23, n. 4, p. 1189-1213, 2013. Disponível em: <https://www.scielo.br/pdf/physis/v23n4/09.pdf>. Acesso em: 22 abr. 2021.

VERMELHO, S. C. et. al. Refletindo sobre as redes sociais. **Educação & Sociedade**, Campinas, v. 35, n. 126, p. 179-196, jan./mar. 2014. Disponível em: <https://www.scielo.br/pdf/es/v35n126/11.pdf>. Acesso em: 23 abr. 2021.

VINCENT, J. A. Ageing Contested: Anti-Ageing Science and the Cultural Construction of old age. **Sociology**, London, v. 40, n. 4, p. 681-698, Aug. 2006.

WAHL, H. W.; CLASSEN, K.; OSWALD, F. Technik Als Zunehmend Bedeutsame Umwelt Für Ältere: Ein Überblick Zu Konzepten, Befunden Und Herausforderungen. In: FACHINGER, U.; HENKE, K. D. **Ökonomische Dimensionen unterstützender Technologien in der Gesundheits- und Pflegeversorgung**. Baden-Baden: Nomos, 2010. p. 15-32.

WHO. World Health Organization. **Envelhecimento ativo**: uma política de saúde. Tradução: Suzana Gontijo. Brasília: Opas, 2005. Disponível em: <https://bvsms.saude.gov.br/bvs/ publicacoes/envelhecimento_ativo.pdf>. Acesso em: 21 abr. 2021.

WHO. World Health Organization. **International Classification of functioning, disability and health**: ICF. World Health Organization; 2001.

Respostas

Capítulo 1
Questões para revisão
1. a
2. c
3. e
4. A geriatria preventiva realiza a prevenção de doenças geriátricas, a manutenção da qualidade de vida e a prevenção da dependência. A gerontologia preventiva, por sua vez, foca na prevenção do distúrbio da função e na promoção da saúde do idoso com autonomia, participação social e independência.
5. A taxa de fecundidade total afeta diretamente as estruturas etárias da população, pois os níveis elevados desse índice associam-se à estrutura etária jovem e à consequente redução da proporção de pessoas idosas. O índice de longevidade mostra a população acima de 70 anos. A expectativa de vida fornece subsídios para os processos de planejamento, gestão dos serviços, avaliação de políticas de saúde e previdência social.

Capítulo 2
Questões para revisão
1. b
2. c
3. e

4. Citar três entre os objetivos citados a seguir:
    * assegurar a continuidade do cuidado;
    * ajustar as necessidades de saúde aos serviços promovidos;
    * estimular a adesão ao plano de cuidados e incrementar a autonomia;
    * melhorar a comunicação entre os profissionais, pacientes e familiares;
    * melhorar a qualidade de vida e a capacidade do autocuidado;
    * monitorar o plano de cuidado e a qualidade da atenção;
    * aumentar a satisfação das pessoas idosas e de seus familiares.
5. Os cinco passos da gestão de casos são:
    1) seleção do caso;
    2) identificação do gestor do caso;
    3) identificação do problema;
    4) elaboração e implementação do plano de cuidado;
    5) monitoramento do plano de cuidado.

Capítulo 3

Questões para revisão

1. Domiciliar, comunitária, institucional e hospitalar.
2. A família acolhedora é a família que se dispõe a receber o idoso de forma provisória, devido à ausência de familiares ou ao impedimento de seu convívio com esse grupo social. Seus objetivos são: restaurar a saúde desse idoso e estimular o reestabelecimento dos laços familiares; acolher e dispensar cuidados individualizados em ambiente familiar; possibilitar a convivência comunitária e o acesso à rede de políticas públicas; além de promover a independência do idoso.
3. d

4. c
5. d

Capítulo 4

Questões para revisão

1. b
2. d
3. b
4. Ofertar moradia provisória adequada às suas necessidades; cuidados específicos para a sua necessidade; oferecer serviço para sua reabilitação; oferecer apoio à família que está com sobrecarga temporária; auxiliar a família com consultoria para atender o idoso após seu retorno ao lar.
5. Cognitiva, comportamental e emocional.

Capítulo 5

Questões para revisão

1. b
2. b
3. c
4. Essas duas frentes são:

    1) Foco em doenças relacionadas ao envelhecimento e a consequente substituição de órgãos danificados com a utilização das células-tronco, ampliando a expectativa de vida.

    2) O envelhecimento deve ser retardado em nível celular e molecular, proporcionando considerável melhora no organismo de modo geral e não somente em um órgão alvo.
5. Possibilidade de chegar ao fim de vida sem doenças crônicas e limitações físicas provenientes do envelhecimento.

Capítulo 6

Questões para revisão

1. c
2. d
3. b
4. O Estado, a comunidade e os serviços.
5. As redes formais são constituídas por hospitais, instituições de saúde e serviços de saúde, ou seja, as redes formais são os serviços de apoio à saúde ofertados à comunidade por estatais ou de forma particular, visando à promoção da assistência integral ao idoso. Já as redes informais são constituídas por familiares, amigos e conselheiros, e promovem o vínculo com suas responsabilidades e atividades, auxiliam no enfrentamento das situações difíceis e buscam promover o bem-estar no dia a dia.

Sobre os autores

Cristiano Caveião

Doutor em Enfermagem pela Universidade Federal do Paraná (UFPR). Mestre em Biotecnologia pelas Faculdades Pequeno Príncipe (FPP). Especialista em Gestão de Saúde e Auditoria pela Universidade Tuiuti do Paraná (UTP). Graduado em Enfermagem pela Faculdade de Pato Branco (Fadep). Professor de cursos de especialização e de EaD. Tem experiência na saúde do adulto e do idoso. Avaliador de cursos da educação superior, designado pelo Instituto Nacional de Estudos e Pesquisas Educacionais Anísio Teixeira (Inep) do Ministério da Educação (MEC). Professor do Centro Universitário Internacional Uninter.

Currículo Lattes: http://lattes.cnpq.br/3877860908275604

Ivana de França Garcia

Especialista em Gestão e Administração com MBA em Administração e Finanças (2012) e MBA Gestão Hospitalar (2016). Graduada em Processos Gerenciais pelo Centro Universitário Internacional Uninter (2010). Tem experiência na área de gestão e atua como tutora do curso Tecnologia em Gestão Hospitalar e Gestão de Saúde Pública da Escola Superior de Saúde, Biociências, Meio Ambiente e Humanidades da mesma instituição.

Currículo Lattes: http://lattes.cnpq.br/5984333332099724

Ivana Maria Saes Busato
Doutora em Odontologia com ênfase em Estomatologia (2009), mestre em Odontologia com ênfase em Saúde Coletiva e graduada em Odontologia pela Pontifícia Universidade Católica do Paraná (PUCPR). Atualmente, é coordenadora dos cursos Tecnologia em Gestão de Saúde Pública e Gestão Hospitalar e membro do Comitê de Ética e do Conselho de Pesquisa do Centro Universitário Internacional Uninter.
Currículo Lattes: http://lattes.cnpq.br/5431236102919488

Izabelle Cristina Garcia Rodrigues
Especialista em de Gestão e Administração com MBA em Gestão de Pessoas pelo Instituto Brasileiro de Pós-Graduação e Extensão (IBPEX) e MBA em Gestão Hospitalar pelo Centro Universitário Internacional Uninter. Especialista em Formação Docente em EaD e graduada em Secretariado também pelo Centro Universitário Internacional Uninter. Atualmente, é professora de ensino superior, atuando como tutora nos cursos de Tecnologia em Gestão em Vigilância em Saúde e Auditoria em Saúde, da Escola Superior de Saúde, Biociências, Meio Ambiente Sustentabilidade e Humanidades da mesma instituição.
Currículo lattes: http://lattes.cnpq.br/0547455962068852

Os papéis utilizados neste livro, certificados por instituições ambientais competentes, são recicláveis, provenientes de fontes renováveis e, portanto, um meio **responsável** e natural de informação e conhecimento.

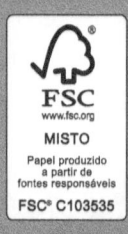

FSC
www.fsc.org
MISTO
Papel produzido a partir de fontes responsáveis
FSC® C103535

Impressão: Reproset
Julho/2021